DIE APOTHEKE
VOR DEINER HAUSTÜR

Methoden und Rezepte für
einfache Heilmittel aus dem Garten

DIE APOTHEKE VOR DEINER HAUSTÜR

Methoden und Rezepte
für einfache Heilmittel
aus dem Garten

Ein Projekt der Kostbaren Natur – kostbarenatur.net

Herausgegeben von smarticular.net
Das Ideenportal für ein einfaches und nachhaltiges Leben

Die Apotheke vor deiner Haustür

smarticular Verlag, 2023

1. Ausgabe, Druck 2603

ISBN: 978-3-910801-11-0

ISBN E-Book: 978-3-946658-82-5

Happy Minimalist GmbH

Marktplatz 4, 85567 Grafing bei München

Produktsicherheit: Marco Eder, info@smarticular.net

Textredaktion: Heike Elsen

Bilder: Annette Frenzel, Melanie Hoffart, Stefan Schubert

Covergestaltung: Melanie Hoffart

Druck: DRUCKZONE GmbH & Co. KG, An der Autobahn 1, 03048 Cottbus

Satz: Thomas Betker

Bildverzeichnis

Alle Bilder smarticular.net außer freepik.com: Orchidart 9-172 Pflanzenillustrationen und shutterstock.com: Ksenija Ok U1 / 13Smile 47 re / Agenturfotografin 96 / Ahanov Michael 15 / alenacepl 92 / Brzostowska 54 / Chamille White 84, 120, 122, U4 / Cora Mueller 42 / Doris Kern 157, U4 / Elena Koromyslova 118 / ElenVik 47 li / Flower_Garden 146 / FotoHelin 138 / fotoknips 62 / Greens and Blues 152 / Grigorii Pisotsckii 44, 134 / hadot 760 64 / Ilina Yuliia 149 / kazmulka 115, 161 / KMNPhoto 91 / kostrez 46 / Kristi Blokhin 102 / Lipatova Maryna 57 / Lunov Mykola 105 / Madeleine Steinbach 52, 53, 79, 94, 112, 132, 166 / Malivan_Iuliia 20 / Martina Unbehauen 167 / Maryna Osadcha 26 / Matt Gibson 130 / Matthew Bechelli 85 / Maya Kruchankova 22 / Michaela Jilkova 78, 148 / Mira Drozdowski 124 / MVolodymyr 164 / Natalia Kirsanova 58 / nblx 158 / New Africa 56, 137, 143, U4 / Nguyen Thi Khanh Tam 104 / nnattalli 168 / Oana Raluca 121 / okanakgul 88 / Olena Rudo 99 / Orest lyzhechka 48 / patjo 60 / Pavel Jonas 69 / Piotr Wytrazek 171 / pixfix 72 / Przemyslaw Muszynski 76 / Rainbow008 70 / Rudmer Zwerver 40 / RustezeDesigns 82 / Sarah Biesinger 50 / Scisetti Alfio 140, 142 / SebastianO Photography 8 / Sergii Koval 150 / Snowbelle 136 / S.O.E 108 / Tatevosian Yana 18 / Tatiana_Pink U4 / terra incognita 17 / triocean 98 / unpict 38 / Vaclav Mach 114 / Vertical Mind Cinema 30 / viki2win 12 / Viktory Panchenko 110 / wjarek 90

INHALT

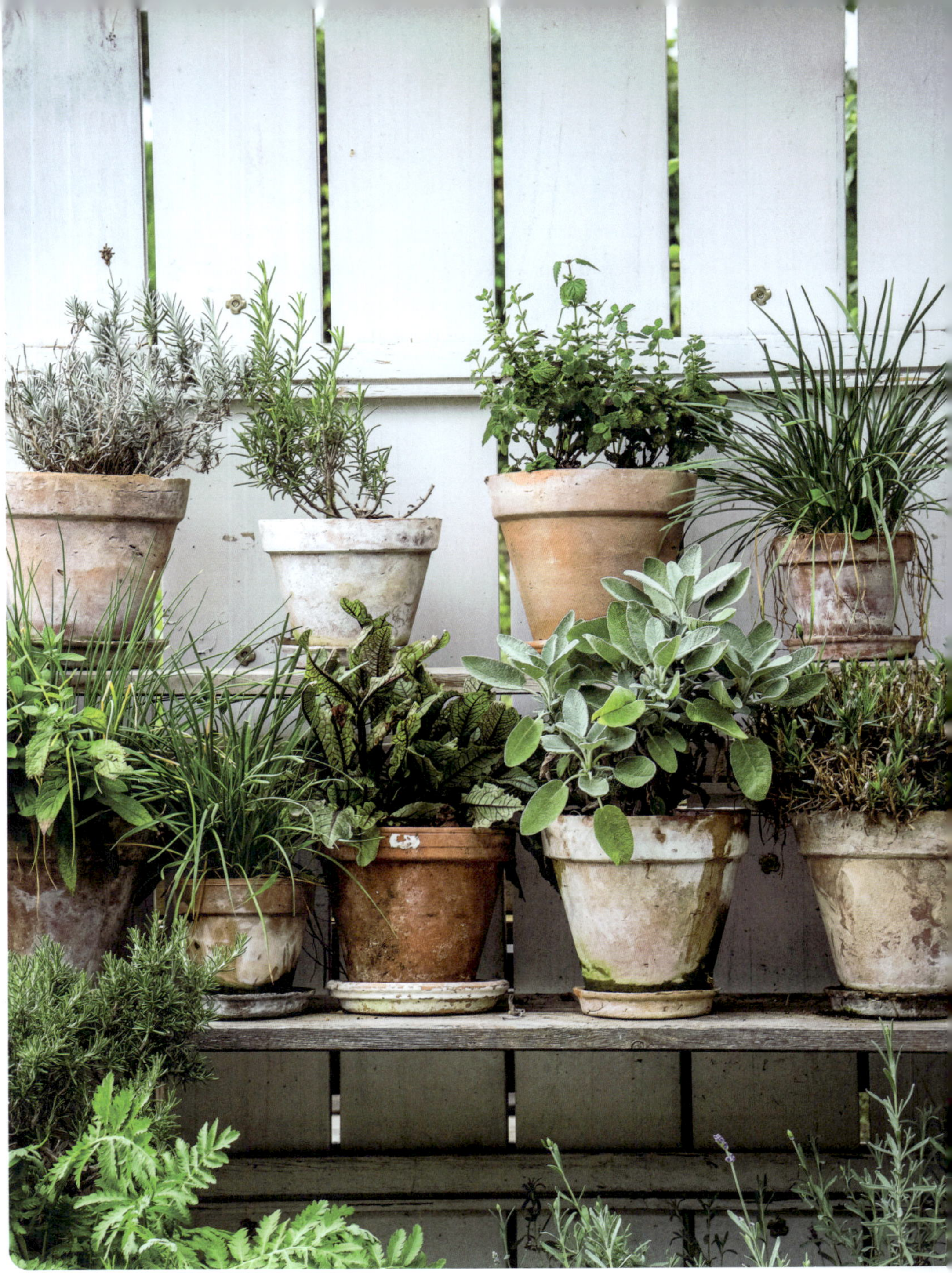

EINLEITUNG

Kamille hilft bei Entzündungen und Lavendel entspannt – das wissen viele. Dass man mit Rosmarin morgens in Schwung kommt, Gänseblümchen gute Laune machen und Beifuß den ganzen Körper wärmt, ist oft nicht bekannt. So haben viele Gewächse wohltuende Eigenschaften, die sich – gewusst, wie – einfach und sicher nutzen lassen.

Die 25 wenig exotischen Pflanzen aus diesem Buch helfen nicht nur bei Alltagsbeschwerden wie Halskratzen, laufender Nase, Bauchweh, blauen Flecken und anderen störenden Zipperlein. Sie können darüber hinaus mit ein paar Tipps auch problemlos im eigenen Garten, auf Terrasse und Balkon – und manche sogar auf der Fensterbank – selbst angebaut werden.

In diesem Grundlagenbuch zeigen wir die wichtigsten Methoden, mit denen Kräutern und anderen Gewächsen gesunde Inhaltsstoffe entlockt werden können, um sie für die spätere Verwendung zu konservieren. Mit Tees, Sirups, Oxymels, Alkohol- oder Essigtinkturen, Ölauszügen und Salben lässt sich so ohne viel Aufwand die individuelle grüne Hausapotheke zusammenstellen bzw. aufstocken.

Die auf diese Art gewonnenen Heilmittel ersetzen ausdrücklich nicht den Arztbesuch, erleichtern aber das Leben und steigern auf natürliche Weise das Wohlbefinden – bio und frei von schädlichen Zusatzstoffen.

Nach der Lektüre dieses Buches verwendest vielleicht auch du Pfefferminze für eine gesunde Kopfhaut, Rotklee gegen Insektenstiche und Knoblauch gegen Ohrenschmerzen.

Viel Freude beim Entdecken und Erholen wünscht

das Team von smarticular.net und kostbarenatur.net

SO BENUTZT DU DIESES BUCH

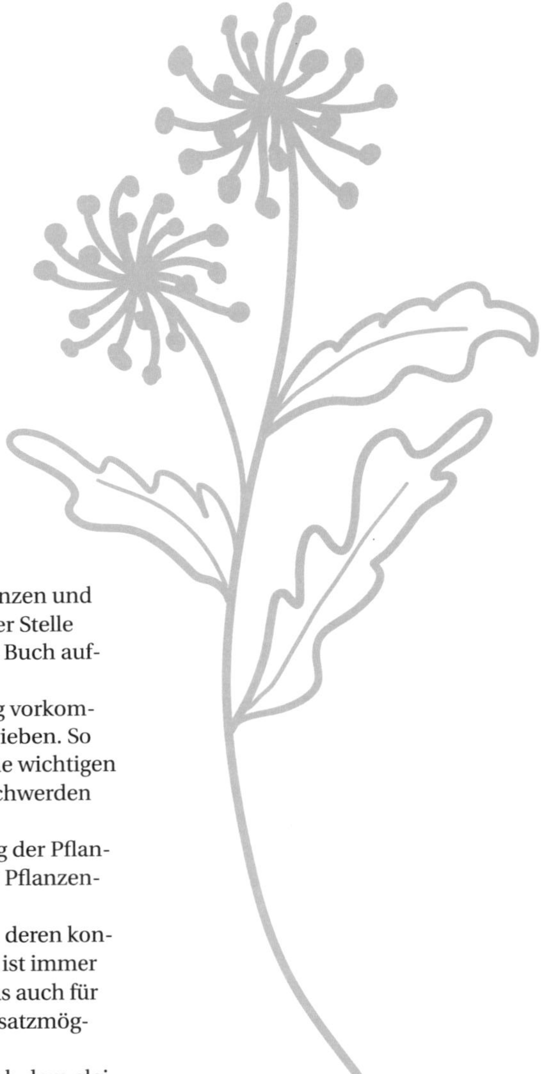

Damit dir der Streifzug durch 25 heilende Pflanzen und ihre Anwendungen gelingt, findest du an dieser Stelle noch ein paar Informationen dazu, wie dieses Buch aufgebaut ist.
Ab Seite 11 werden die Wirkungsweisen häufig vorkommender pflanzlicher Inhaltsstoffe grob beschrieben. So bekommst du einen Überblick darüber, welche wichtigen Stoffe es überhaupt gibt und bei welchen Beschwerden sie Linderung verschaffen können.
Die verschiedenen Methoden zur Verwendung der Pflanzen stellen wir ab Seite 19 vor, gefolgt von den Pflanzenporträts ab Seite 40.
Im Steckbrief zur jeweiligen Pflanze sind dann deren konkrete Inhaltsstoffe aufgelistet. Die Reihenfolge ist immer alphabetisch und damit ohne Gewichtung, was auch für die Eigenschaften der Pflanze sowie deren Einsatzmöglichkeiten für konkrete Beschwerden gilt.
Da Tinkturen, Ölauszüge & Co. fast immer nach dem gleichen Schema hergestellt werden, listen wir bei konkreten Rezepten meist nur die Zutaten auf und verweisen dann für die Herstellung auf die jeweilige Methode.
Da die Methoden denkbar einfach sind, wird der Blick in diesen Teil des Buches immer seltener werden, weil du schnell lernst, wie's geht. Rezepte, die vom üblichen Herstellungsschema abweichen, sind ausführlicher beschrieben.

DIE WICHTIGSTEN WIRKSTOFFE IN KRÄUTERN UND ANDEREN GEWÄCHSEN

ÄTHERISCHE ÖLE

Ätherische Öle können in allen Teilen einer Pflanze vorkommen. Ihr Wirkungsspektrum erstreckt sich über viele Gebiete – von der Linderung von Husten bis zur Stärkung der natürlichen Funktionen des Magen-Darm-Traktes, der Leber und der Galle. Außerdem können sie harntreibend, desinfizierend, antibakteriell, antimykotisch und antiviral wirken. Ätherische Öle wirken unter Umständen reizend auf Haut, Augen und Atemorgane. Deshalb werden Pflanzen mit einem hohen Anteil an ätherischen Ölen am besten zunächst auf ihre Verträglichkeit getestet.

BITTERSTOFFE

Mit Bitterstoffen schützen sich Pflanzen gegen Fressfeinde. Bei Menschen regen sie die Magensaftsekretion an, was bei Appetitlosigkeit genauso helfen kann wie bei Verdauungsproblemen. Außerdem können Bitterstoffe allgemein kräftigend wirken – z. B. mit einem Tee, der viele Bitterstoffe enthält –, was besonders Menschen zugutekommt, die sich von einer schweren Krankheit erholen.

FLAVONOIDE

Flavonoide sind sekundäre Pflanzenwirkstoffe, die u. a. die Funktion haben, die Pflanzen vor Fressfeinden, UV-Strahlung sowie vor Viren-, Bakterien- und Pilzbefall zu schützen. Im menschlichen Organismus wirken Flavonoide vor allem antioxidativ, was bedeutet, dass sie gegen sogenannte freie Radikale von innen und von außen (z. B. UV-Strahlung, Zigarettenrauch oder Luftverschmutzung) schützen. Flavonoide sind teilweise auch zuständig für die Farbe von Pflanzen und besonders deren Blüten. So ergeben sich z. B. Gelb durch Flavone und Blau, Pink und Lila durch Anthocyane.

GERBSTOFFE

Gerbstoffe bewirken, dass Eiweiße auf verletzter Haut und Schleimhaut gebunden werden und eine Schutzschicht bilden. Damit können Krankheitserreger schlechter eindringen, und die Heilung der betroffenen Stelle wird gefördert. Das funktioniert z. B. bei Hautverletzungen (Verbrennungen, zur Blutstillung, zur Wundheilung, aber auch bei leichten Erfrierungen der Haut) genauso wie bei Magen-Darm-Entzündungen oder Verletzungen im Mund- und Rachenraum.

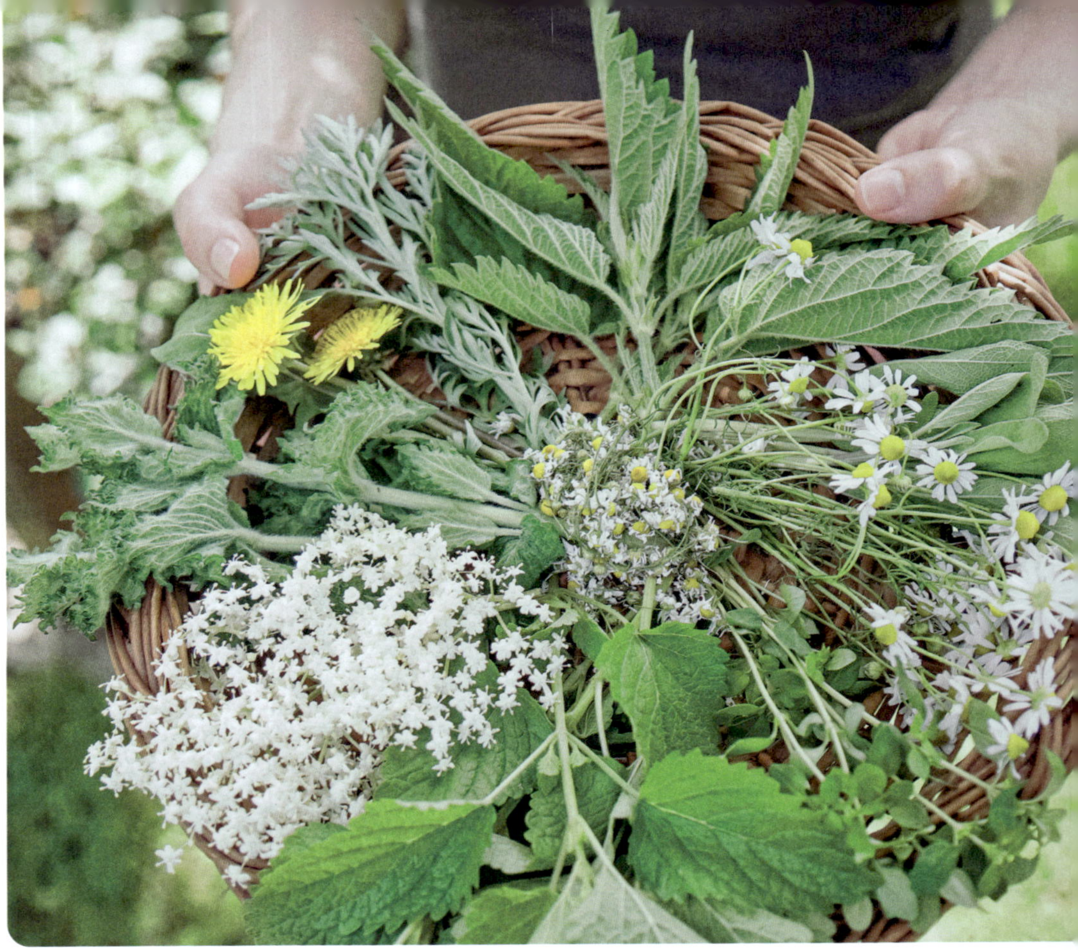

SAPONINE

Saponine bilden in Verbindung mit Wasser stabilen Schaum, der Schadstoffe binden und abtransportieren kann. Deshalb werden saponinhaltige Pflanzen gerne in Mitteln verarbeitet, die das Abhusten von Schleim befördern. Außerdem wirken manche Saponine harntreibend, weshalb die entsprechenden Pflanzen auch in Zubereitungen zur Entwässerung enthalten sind. Eine blutreinigende Wirkung wird Saponinen ebenfalls zugeschrieben.

SCHLEIMSTOFFE

Schleimstoffe schützen gereizte Schleimhäute im Mund- und Rachenraum, aber auch im Magen-Darm-Trakt, indem sie eine Schutzschicht auf den gereizten Arealen bilden. Sie können aber auch überschüssige Magensäure neutralisieren. Dementsprechend sind Pflanzen mit einer größeren Menge an Schleimstoffen oft in Heilmitteln gegen Husten und Halsschmerzen, aber auch gegen Probleme mit einem gereizten Verdauungstrakt enthalten.

TIPPS ZUM SAMMELN VON KRÄUTERN

Im Folgenden findest du die wichtigsten Tipps, wie Pflanzen am besten so geerntet werden, dass weder die Natur zu Schaden kommt noch die wichtigen Wirkstoffe der Pflanzen zerstört werden:

- Nur die Pflanzen bzw. Pflanzenteile ernten, die auch wirklich genutzt werden.
- Höchstens ein Drittel der verfügbaren Pflanzen oder Pflanzenteile sammeln. Auf diese Art wird gesichert, dass immer wieder genug Grün für die nächste Ernte nachwachsen kann. Dies ist insbesondere bei Blüten wichtig, z. B. bei Holunderblüten (siehe S. 70), damit später im Jahr noch Holunderbeeren gesammelt werden können.
- Nur gesunde und saubere Pflanzenteile pflücken, da beschädigte Stellen einen Auszug verderben können.
- Die oberirdischen Pflanzenteile ernten, bevor die jeweilige Pflanze blüht, denn dann enthalten sie in der Regel die meisten Wirkstoffe. Wann welche Teile konkreter Pflanzen am besten geerntet werden, erfährst du im jeweiligen Kapitel.
- Die Pflanzen am besten am Vormittag oder um die Mittagszeit ernten. Kräuter und Blüten, die getrocknet werden sollen, an einem trockenen, sonnigen Tag nach Abtrocknen des Taus sammeln.
- Wurzeln am frühen Morgen oder am Abend ernten. Die besten Jahreszeiten sind der Frühling oder der Herbst, wenn die Wurzeln am meisten Wirkstoffe enthalten.
- Kräuter am besten in einem offenen Korb oder Sieb sammeln; eine Papiertüte funktioniert für den kurzfristigen Transport auch. In Plastiktüten können Kräuter bei warmer Witterung schnell schwitzen, was die Qualität herabsetzen kann.
- Wenn die Kräuter nicht direkt frisch weiterverarbeitet oder getrocknet werden, lassen sie sich maximal einen Tag in einer Dose oder einem Schraubglas im Kühlschrank aufheben.
- Saubere Kräuter zu waschen, ist in der Regel nicht nötig und würde nur die für den Menschen wichtigen Mikroorganismen zerstören, die auf der Oberfläche der Pflanzenteile leben. Wilde Pflanzen sollten aber gewaschen werden, um unsichtbare Verunreinigungen durch Tiere etc. zu entfernen

Wenn du Kräuter in der freien Natur sammeln möchtest (die Standorte mancher Bäume und Sträucher in deiner Region kannst du auch auf *mundraub.org* in Erfahrung bringen), hier ein paar weitere Tipps:

- Nur Pflanzen sammeln, die wirklich bekannt sind. Zur Bestimmung sind Pflanzenführer oder geführte Wildkräuterwanderungen hilfreich.
- In einer Region, in der der Fuchsbandwurm verbreitet ist, entsprechende Sicherheitsvorkehrungen treffen!
- Nicht in der Nähe stark befahrener Straßen ernten. Ein Mindestabstand von 20 m zu Straßen ist empfehlenswert.
- Keine Kräuter am Rand konventionell bewirtschafteter Felder sammeln, denn sie könnten mit Pflanzenschutzmitteln gespritzt sein.
- In Naturschutzgebieten ist das Sammeln von Pflanzen verboten. Außerdem stehen manche Kräuter unter Naturschutz und dürfen prinzipiell nicht gesammelt werden.

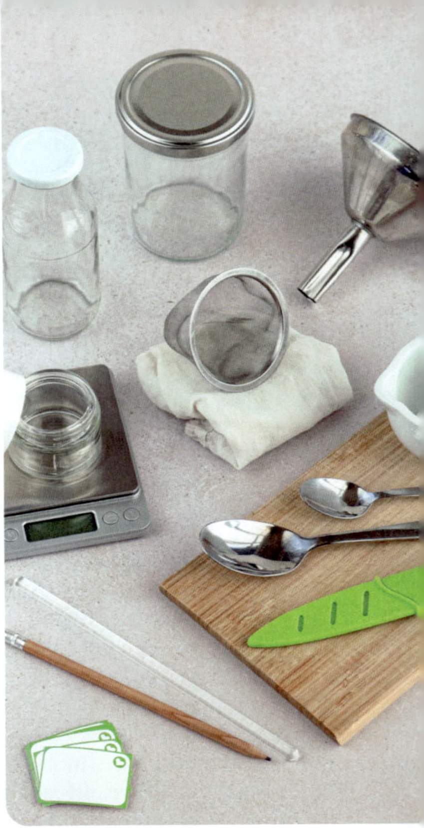

UTENSILIEN ZUR HERSTELLUNG VON HEILMITTELN

Um Heilmittel herzustellen, sind nicht unbedingt besondere Spezialgeräte nötig. Für den Anfang reichen Utensilien, die in so ziemlich jeder Küche vorhanden sind – Hauptsache, sie sind gründlich von Keimen befreit worden (siehe S. 16), damit die Mittel möglichst lange haltbar sind. Wenn du öfter Heilmittel herstellen möchtest, kannst du auch später noch speziellere Utensilien anschaffen.

Diese Gefäße und Utensilien werden benötigt:

Schraubgläser und -flaschen in jeder Form, Größe und Farbe, z. B. gründlich gereinigte Gefäße, in denen Gemüse, Obst, Milch & Co. oder auch Arzneien (Tropfflaschen) gekauft wurden. Als Tiegel für Salben können Probiergläschen von Marmeladen oder anderen Aufstrichen dienen. Für die Aufbewahrung sind oft Gefäße oder Flaschen aus dunklem Glas (blau oder braun) von Vorteil, damit lichtempfindliche Wirkstoffe nicht so schnell verfallen.

Teelöffel und Esslöffel zum Abmessen von Mengen. Es empfiehlt sich, immer die gleichen Löffel zu verwenden, damit Rezepte wiederholbar werden. Optional sind im Handel auch normierte Messlöffel aus Edelstahl erhältlich.

Scharfes Messer zum Zerkleinern frischer Blätter, Blüten und Wurzeln.

Schneidbrett, das sich gut reinigen lässt, z. B. aus Holz.

Mörser mit Stößel (optional) zum weiteren Zerkleinern von Pflanzenteilen.

Topf, in dem im Wasserbad Fette, Öle und Wachse für Salben geschmolzen werden können. Für kleinere Mengen reicht ein kleiner Topf, in den nur so viel Wasser gefüllt wird, dass das Glas noch fest darin stehen kann.

Hitzebeständige Borosilikatgläser – oft mit Skala und Ausschütter – sind fürs problemlose Abmessen von Mengen, für das Schmelzen von Fetten & Co. im Wasserbad sowie fürs Abfüllen sehr praktisch. Zunächst reicht aber auch in diesem Fall ein hitzebeständiges Schraubglas.

Digitale Waage oder auch eine andere Waage, mit der sich Salbenzutaten grammgenau abmessen lassen. Eine Tara-Funktion hilft, das Gewicht des Gefäßes von dem des Inhalts abzuziehen.

Rührstäbchen aus Holz, Glas oder Edelstahl, z. B. Edelstahllöffel mit langem, schmalem Stiel oder auch alte, desinfizierte Eisstiele. Sehr einfach zu reinigende Glasrührstäbe anzuschaffen, lohnt sich meist erst, wenn regelmäßig Salben hergestellt werden.

Haarsieb aus Edelstahl zum groben Filtern der Ansätze. Das Sieb ist optional, kann aber helfen, zunächst die groben Pflanzenteile eines Ansatzes zu entfernen, damit die feinere Filterung schneller geht.

Feine Filter wie Kaffeefiltertüten, Teefiltertüten, Nussmilchbeutel, ein ausgekochtes Käsetuch oder ein Mulltuch (z. B. eine alte, ausgekochte Stoffwindel), mit denen sich möglichst viele feste Rückstände und Schwebstoffe aus einem Ansatz entfernen lassen.

Trichter, besonders zum Abfüllen von Tinkturen in kleinere Flaschen. Wer eine ruhige Hand hat, kann auf einen Trichter verzichten.

Aufkleber für die Aufbewahrungsgefäße, damit die Übersicht gewahrt bleibt. Am besten werden der Name des Heilmittels, das Herstellungsdatum, die Haltbarkeitsdauer und evtl. die Zutaten darauf festgehalten.

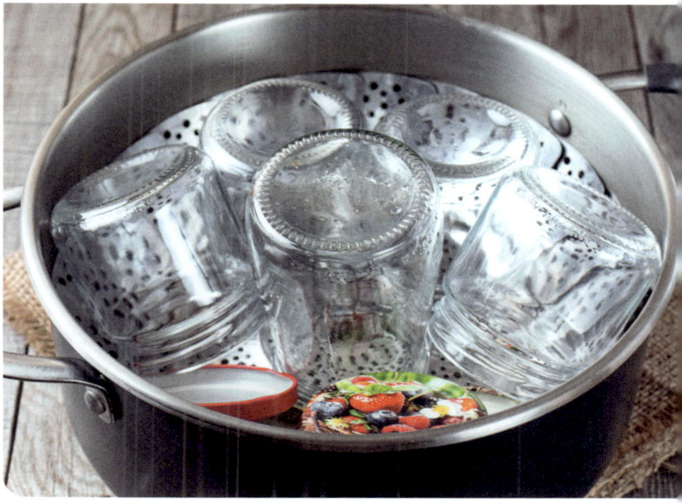

GLÄSER, TIEGEL UND UTENSILIEN KEIMFREI MACHEN

Damit die selbst gemachten Heilmittel lange haltbar sind und nicht vorzeitig verderben, empfiehlt es sich, alle Utensilien zur Herstellung wie Messer, Schneidbretter etc. und alle Gefäße zum Ansetzen und zur Aufbewahrung vorab möglichst keimfrei (steril) zu machen. Verwende die sterilisierten Gefäße dann zeitnah und berühre sie nur noch von außen, sonst können sich wieder neue Keime auf der Oberfläche ansiedeln.

So lassen sich Gläser und Flaschen, aber auch Rühr- und Schneidutensilien keimfrei machen:

Durch Auskochen: Dafür die Gläser mit der Öffnung nach oben sowie Deckel, Gummiringe, Messer, Rührutensilien etc. in einen Topf geben. Gläser und Topf mit Wasser füllen, bis alles bedeckt ist. Zum Kochen bringen und für 10 min kochen lassen. Dann die Gläser und das Zubehör vorsichtig herausnehmen und auf einem sauberen Küchentuch ablegen; die Gläser am besten mit der Öffnung nach unten.

Gefüllt mit kochendem Wasser: Wenige Gläser und Deckel können auch zusammen mit weiteren Zubereitungsutensilien in die Spüle gestellt und mit kochendem Wasser aus dem Wasserkocher gefüllt werden. Nach 10 min alles auf einem sauberen Tuch ablegen.

Im Backofen: Dafür hitzebeständige Gläser und Utensilien auf dem Gitterrost platzieren und den Backofen auf 140 °C (Umluft) aufheizen. Hitzebeständige Gummis und Deckel können mit in den Ofen (Herstellerangaben beachten). 10 min warten, den Ofen ausschalten, alle Utensilien im geschlossenen Ofen abkühlen lassen und die Gläser am besten erst zum Befüllen herausnehmen.

In der Mikrowelle: Diese Methode eignet sich nicht für Messer und Schneidbretter. Gläser lassen sich jedoch einen Fingerbreit mit Wasser füllen und in die Mikrowelle stellen. Bei 600 Watt das Wasser zum Kochen bringen und für 1 min köcheln lassen. Kurz abkühlen lassen, herausnehmen, ausgießen und mit der Öffnung nach unten auf ein sauberes Küchentuch stellen. Beachte auch hier die Herstellerempfehlungen zu Dichtungen und Deckeln, denn nicht alle vertragen die Behandlung in der Mikrowelle.

Im Dampfgarer: Saubere Gläser, Deckel und anderes Zubehör auf ein Gitterblech oder eine gelochte Schale stellen, sodass sie einander nicht berühren. Bei 100 °C für mindestens 10 min bedampfen. Viele Dampfgarer besitzen hierfür ein eigenes Programm. Vor dem Herausnehmen abkühlen lassen.

Mit Soda: Heißes Leitungswasser mit einem Teelöffel Soda je Liter Wasser vermischen. Die Sodalösung in die Gläser füllen, Messer ggf. in die Gläser oder in ein anderes mit der Lösung gefülltes Gefäß stellen und 10 min wirken lassen, dann ausschütten und mit heißem Wasser nachspülen.

ALLGEMEINE GARTENTIPPS

Wer im eigenen Garten gezielt Kräuter und andere heilsame Pflanzen anbauen möchte, weiß am besten, welche Pflanzen den dortigen Licht- und Bodenverhältnissen entsprechen. Maßnahmen, die eine größere Vielfalt beim Anbau zulassen, können ggf. Schritt für Schritt ergriffen werden. So ermöglicht der Bau eines Hochbeets beispielsweise, auf begrenzter Fläche Pflanzenerde mit bestimmten Qualitäten auszubringen.
Wenn der Garten lange in voller Sonne liegt oder sehr windig ist, empfiehlt es sich, Hecken wie z. B. den Weißdorn zu pflanzen (siehe S. 164), um halbschattige bis schattige und windgeschützte Ecken einzurichten für Pflanzen, die einen solchen Schutz benötigen. Hecken sind gleichzeitig ein wunderbarer Nistplatz für Vögel und weitere Nützlinge. Vielfalt bietet auch eine Kräuterspirale, auf der Kräuter mit ganz unterschiedlichen Bedürfnissen auf kleinem Raum angebaut werden können.
Damit sich vermehrungsfreudige Pflanzen wie die Pfefferminze (siehe S. 112) oder Ackerschachtelhalm (siehe S. 40) nicht zu sehr im Garten ausbreiten, ist eine Wurzelsperre um das entsprechende Areal eventuell sinnvoll.
Bei der Bepflanzung von Garten und Balkon empfiehlt es sich, auch ein paar hohe Töpfe zu besorgen, damit Gewächse wie z. B. Rotklee (siehe S. 134) und Schafgarbe (siehe S. 146), die lange Pfahlwurzeln bilden, genug Platz zum Wachsen haben.
Und wenn in einem besonders schattigen Garten keine sonnenhungrigen Kräuter gedeihen wollen, dann sind sie vielleicht auf der Fensterbank gut aufgehoben.

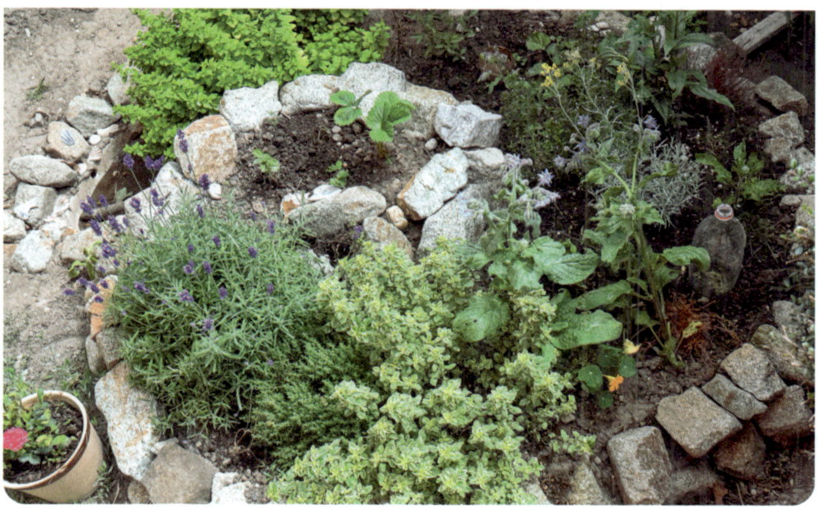

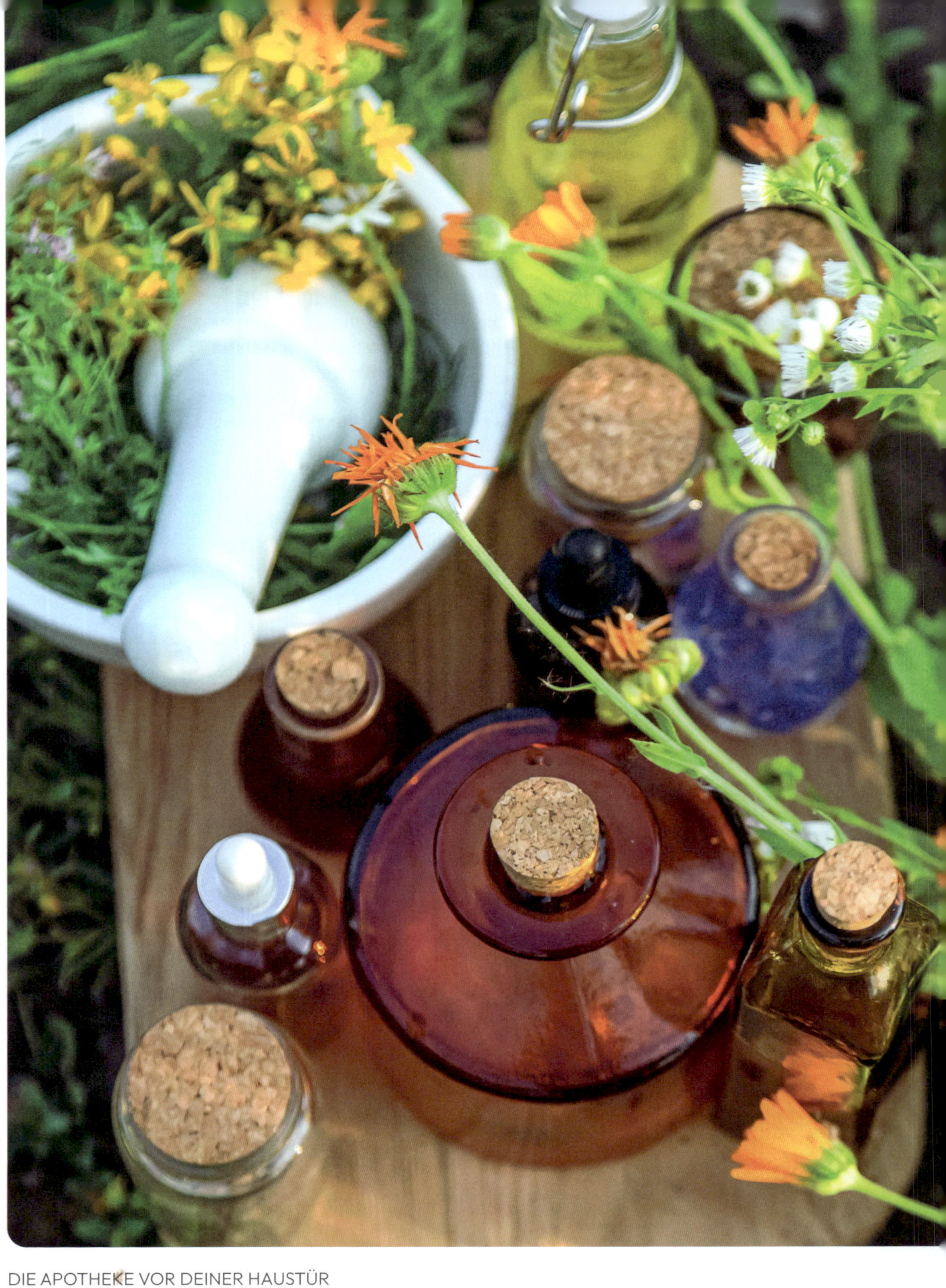

METHODEN

Im folgenden Kapitel erfährst du, wie es dir gelingt, Pflanzen ihre wertvollen Wirkstoffe zu entlocken, um sie zu heilsamen Mitteln zu verarbeiten. Dabei handelt es sich um die wichtigsten und gängigsten Methoden, die ohne viele Hilfsmittel oder Vorkenntnisse umzusetzen sind.
Neben dem Trocknen sind Pflanzenauszüge einfache Methoden, bei denen die Wirkstoffe aus den Pflanzenteilen gelöst werden. Auszüge können mit Zucker (als Sirup) oder Honig, Alkohol und Essig (als Tinktur) sowie mit Öl hergestellt werden.
Für eine lange Haltbarkeit aller Auszüge ist hygienisches Arbeiten grundsätzlich unerlässlich. Schraubgläser, Flaschen und weitere benötigte Utensilien sollten vor Gebrauch gründlich gereinigt und sterilisiert werden, um die Anzahl an Keimen sowie das Risiko von Keimbildung zu minimieren (siehe S. 16).
Getrocknete Kräuter und Auszüge lassen sich im Anschluss pur oder mit weiteren Zutaten beispielsweise zu Teemischungen, Kräuterkissen, Salben, Schüttellotionen und festen Lotion Bars verarbeiten, die für die verschiedensten gesundheitlichen Zwecke genutzt werden können.

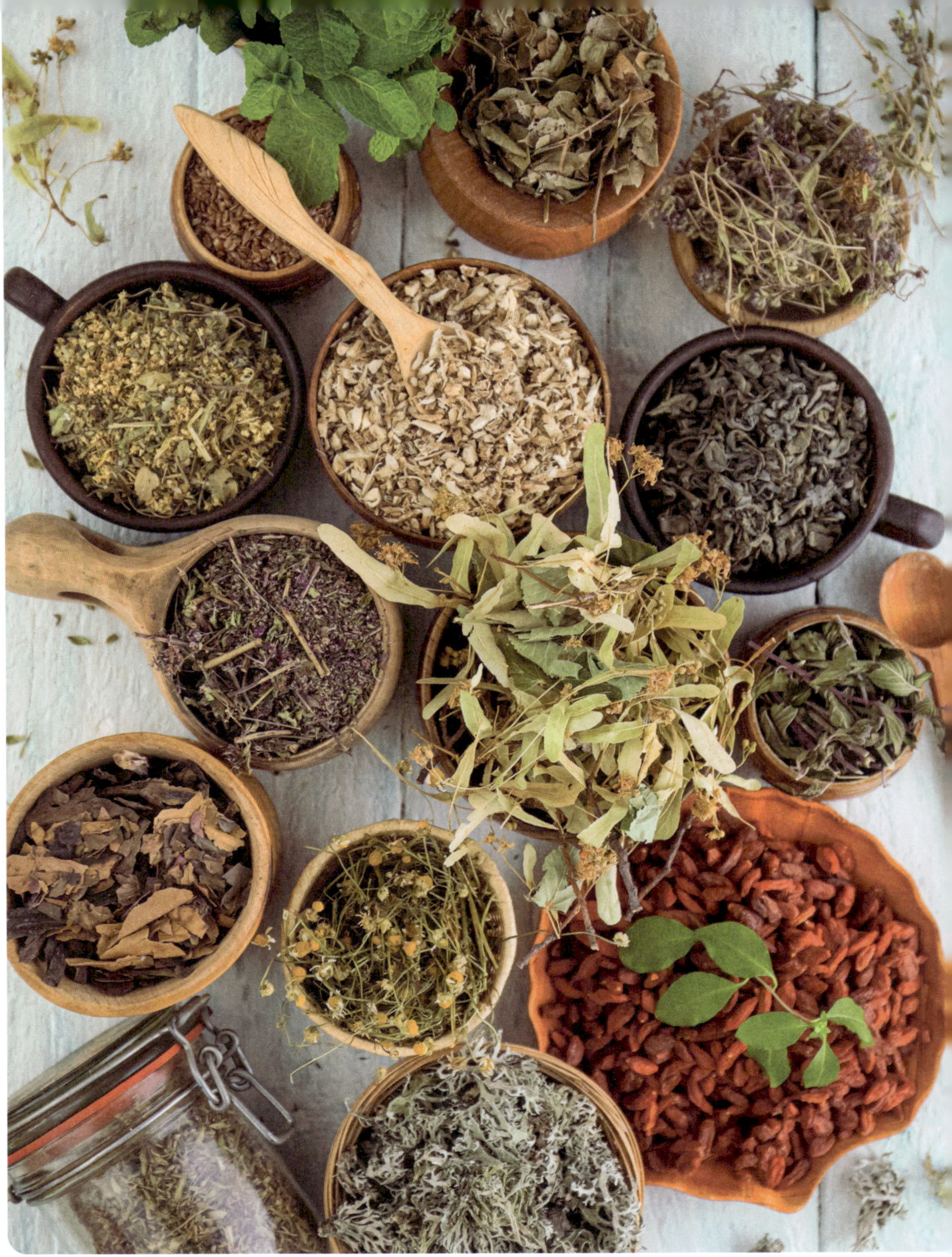

TROCKNEN

Pflanzen zu trocknen, ist die einfachste Methode, um deren Wirkstoffe für eine spätere Verwendung haltbar zu machen. Dabei werden nur einwandfreie, saubere Pflanzenteile verwendet, die am besten bei trockenem Wetter geerntet wurden. Das Trocknen von Pflanzen ist auf verschiedene Arten und Weisen möglich:

Trocknen an der Luft: Geeignet zum Trocknen kleinerer Mengen sind gut belüftete, warme Orte ohne direkte Sonneneinstrahlung, z. B. auf einem Teller auf der Heizung oder, zu Sträußen gebunden, auf einem trockenen, luftigen Dachboden.

Trocknen im Backofen: Das Trocknen im Backofen erfolgt am besten im Umluftbetrieb mit einem Kochlöffel, der zwischen Ofen und Klappe geklemmt wird, damit die Feuchtigkeit abziehen kann. Damit möglichst viele Vitamine erhalten bleiben, empfiehlt sich eine Temperatur von maximal 40 °C. Oft reicht es dafür auch schon, die Ofenbeleuchtung einzuschalten.

Trocknen im Dörrautomaten: Wenn öfter größere Mengen an Kräutern getrocknet werden, kann sich die Anschaffung eines Dörrgeräts lohnen. Mit einem solchen Apparat lässt sich die Temperatur genau einstellen und das Dörrgut besonders gleichmäßig trocknen.

Getrocknet werden die Pflanzen am besten unzerkleinert, damit so wenige Vitalstoffe wie möglich entweichen. Bei der weiteren Verarbeitung werden sie dann zerkleinert, damit die Vitalstoffe einfach abgegeben werden können.
Getrocknete Kräuter werden am besten lichtgeschützt und trocken gelagert, z. B. in beschrifteten Blechdosen oder Gläsern aus Braunglas.

GETROCKNETE HEILKRÄUTER MISCHEN FÜR KRÄUTERKISSEN & CO.

Getrocknete Heilkräuter lassen sich je nach gewünschter Wirkung immer wieder anders zusammenstellen, zum Beispiel für Kräuterkissen. Hier findest du die gebräuchlichsten Mischungen:

- **Beruhigend, schlaffördernd:** Lavendel, Melisse, Johanniskraut
- **Schmerzstillend, krampflösend:** Kamille, Schafgarbe, Holunderblüte, Minze
- **Gegen Erkältungen:** Thymian, Rosmarin, Pfefferminze, Kamille, Salbei
- **Harmonisierend:** Rosenblüte, Orangenschale, Jasmin
- **Belebend, konzentrationsfördernd:** Minze, Melisse, Rosmarin, Thymian

Die Mischungen lassen sich nach Geschmack anpassen und eignen sich auch für einen Teeaufguss (siehe S. 23).

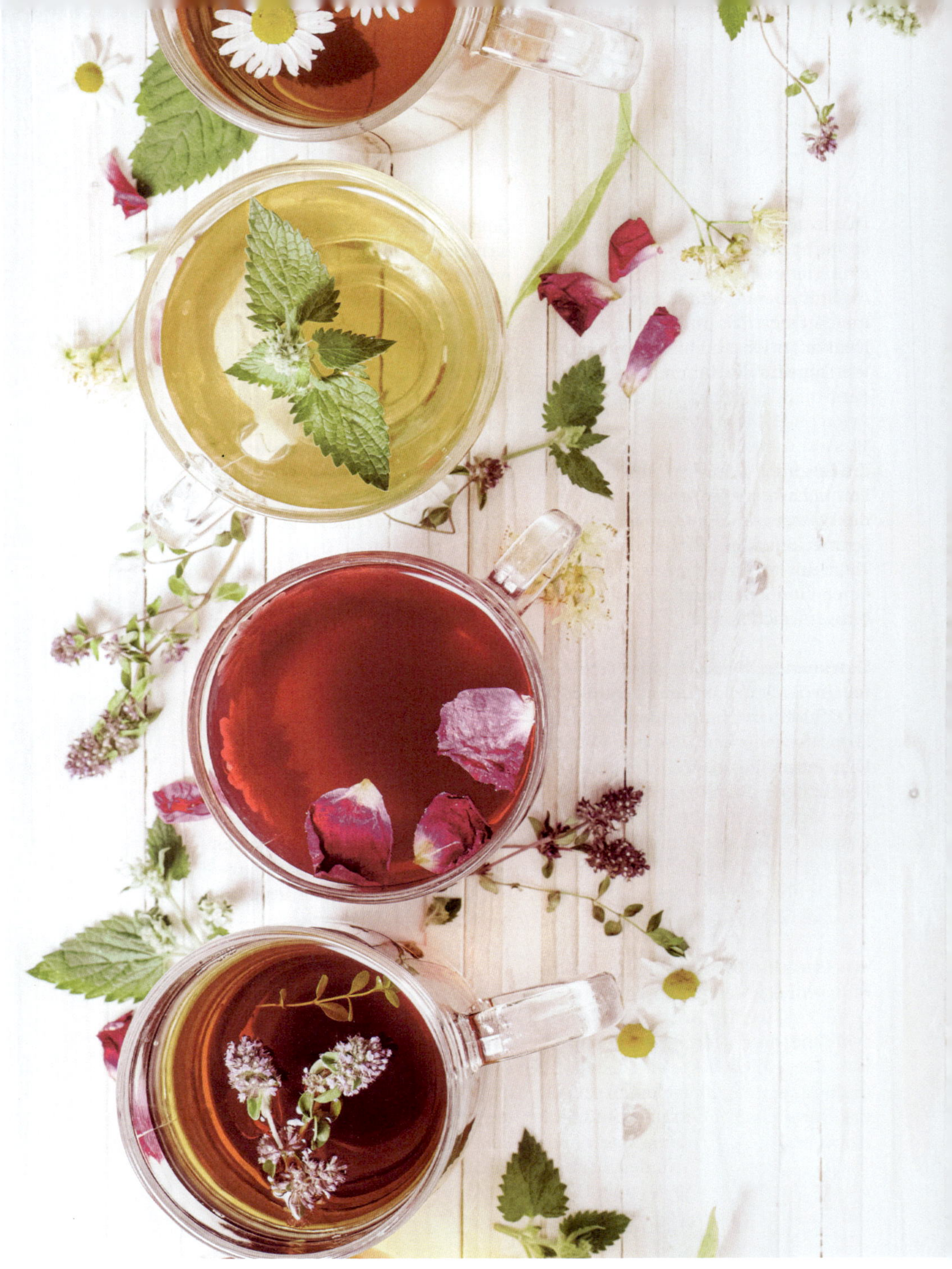

TEE

Ungesüßte Tees sind nicht nur gesunde Durstlöscher, sondern gehören auch zu den ältesten natürlichen Heilmitteln überhaupt. Für den optimalen Teegenuss und die maximale Heilkraft findest du hier die wichtigsten Tipps für die Zubereitung eines Tees:

Wasserqualität: Verwende für die Teezubereitung stets frisches Leitungswasser. Je weniger Kalk das Wasser enthält, desto besser schmeckt der Tee. Bei hartem Wasser sorgt eine Messerspitze Natron auf einen Liter Wasser dafür, dass das Wasser weicher wird.

Getrockneter Kräuter- oder Früchtetee: In der Regel werden 1 TL trockene Kräuter oder Früchte auf 150–200 ml kochendes Wasser verwendet. Die Ziehzeit liegt je nach Kraut oder Frucht bei 8–10 min.

Frische Kräuter: Von frischen Kräutern werden meistens 1 EL zerkleinerte Pflanzenteile mit 150–200 ml kochendem Wasser übergossen. Als Ziehzeit reichen ½–2 min.

Kräuter mit Schleimstoffen: Damit die Schleimstoffe (z. B. bei Spitzwegerich, siehe S. 152) nicht durch Hitze zerstört werden, weiche ½–1 EL zerkleinertes Kraut ca. 12 Stunden in 250 ml kaltem Wasser ein, filtere die Flüssigkeit dann und erhitze sie auf Trinktemperatur.

Wurzeln, Rinde und Hölzer: Harte Wurzeln, Rinden und Hölzer werden mit kochendem Wasser übergossen und für 5–30 min leicht geköchelt, damit die wertvollen Heilstoffe austreten.

Tee abgedeckt ziehen lassen: Während der Ziehzeit sammeln sich an der Abdeckung wertvolle ätherische Öle, die nicht verloren gehen, wenn sie zusammen mit dem Kondenswasser wieder in den Tee gegossen werden.

AUFGUSS

Für einen Aufguss wird in der Regel die doppelte Menge Kraut, die für einen Tee benötigt wird, mit 250 ml kochendem Wasser übergossen. Den Sud abgedeckt ein bis zwei Stunden ziehen lassen. Aufgüsse eignen sich gut für Teilbäder oder Umschläge.

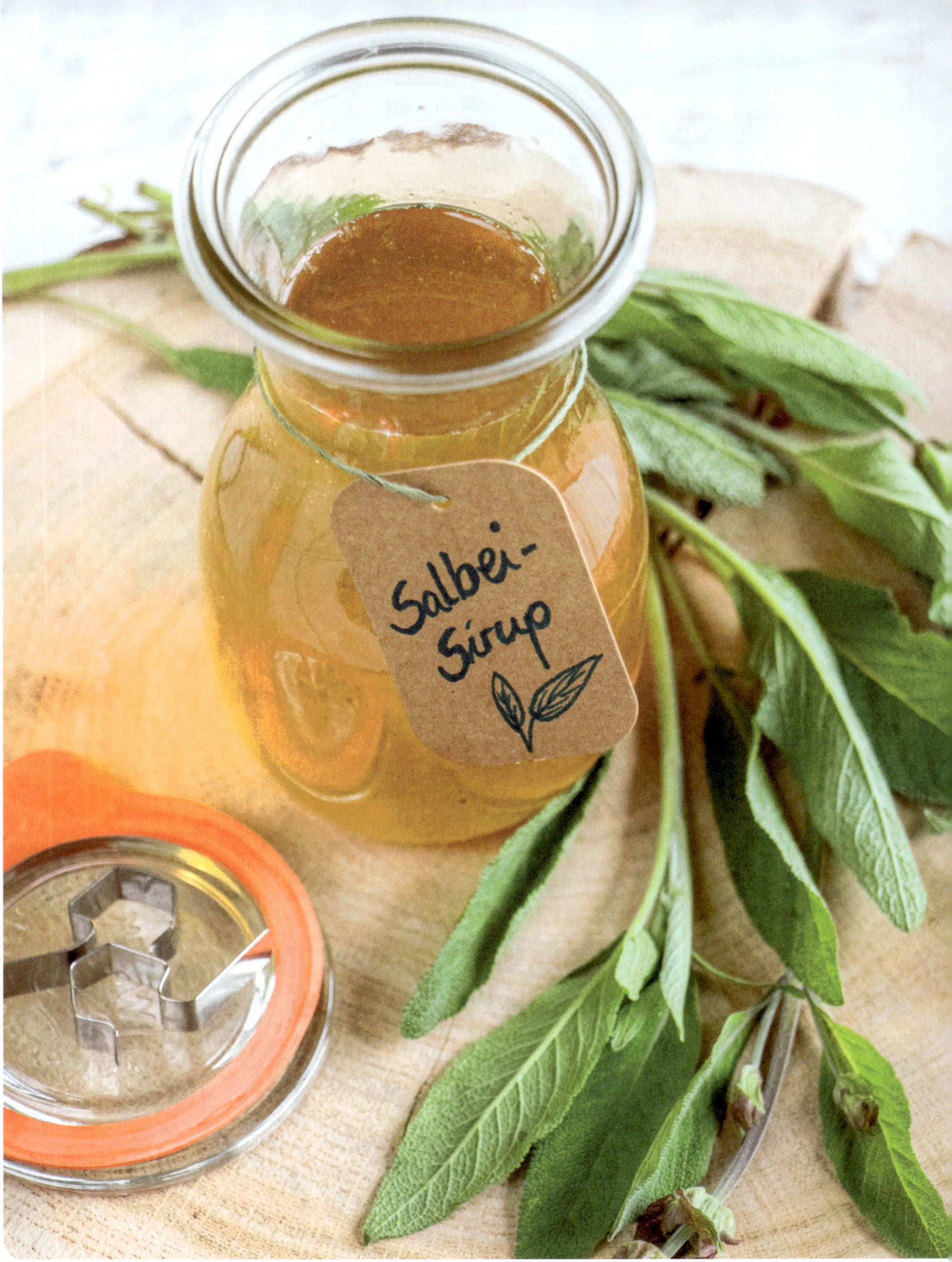
Salbei-
Sirup

KRÄUTERSIRUP

Die Herstellung von Sirup ist eine weitere praktische Methode, die Wirkstoffe von Kräutern zugänglich zu machen, denn Zucker löst die Wirkstoffe aus den Zellwänden frischer Pflanzenteile. Durch den hohen Zuckergehalt ist der Sirup gleichzeitig lange haltbar: Je höher die Zuckerkonzentration ist, desto länger die Haltbarkeit, wodurch er sich spielend bis zur nächsten Erntesaison hält. Je mehr Kräuter verwendet werden, desto intensiver ist das Aroma.

Für ca. 500 ml Kräutersirup werden gebraucht:

- 50–100 g frische Kräuter nach Wahl, z. B. Salbei oder Pfefferminze
- 1 L Wasser
- 1–1,5 kg Zucker
- Saft einer Zitrone

So gelingt's:

1. Blätter von den harten Stängeln zupfen und grob hacken.
2. Wasser und Zucker in einem Topf aufkochen und für ein paar Minuten köcheln lassen, bis sich der Zucker aufgelöst hat.
3. Die Kräuterblätter dazugeben und 1–2 min mitköcheln lassen.
4. Die Mischung vom Herd nehmen, abkühlen lassen und im Kühlschrank für 1–3 Tage ziehen lassen.
5. Die durchgezogene Mischung durch ein Sieb in einen Topf gießen, den Zitronensaft hinzufügen und erneut aufkochen.
6. Für einige Minuten köcheln lassen, dann noch heiß in keimfreie Gläser oder Flaschen abfüllen und verschließen.

In diesem Buch findest du Rezepte für Sirup mit Rosmarin (siehe S. 127), mit Spitzwegerich (siehe S. 156) und mit Zwiebel (siehe S. 171).

Tipp: Wenn du lieber einen Sirup ohne Industriezucker herstellen möchtest, kannst du beispielsweise auch Kandiszucker, Rohrohrzucker oder Xylit (Birkenzucker) verwenden. Die Haltbarkeit des Sirups mit Birkenzucker ist nicht so lang wie die von Sirup aus Haushaltszucker. Wie im Rezept beschrieben, kurz gekocht, heiß abgefüllt und sofort verschlossen, hält sich Sirup mit Xylit ungeöffnet und gekühlt bis zu sechs Monate, nach Anbruch etwa sechs Wochen. Schau dir den Sirup vor dem Gebrauch gut an: Falls sich Schlieren gebildet haben, sollte er nicht mehr verzehrt werden.

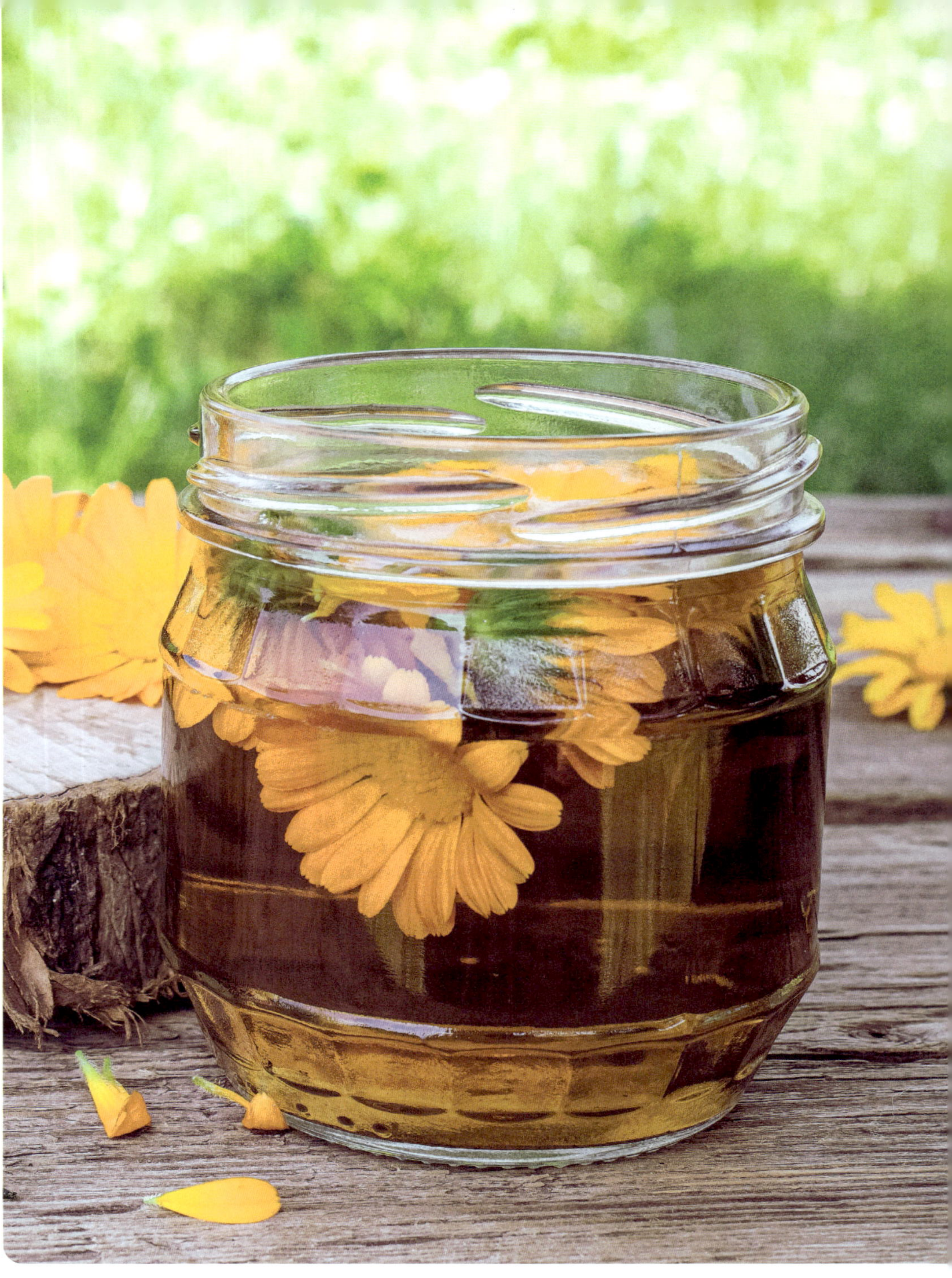

ALKOHOLISCHE KRÄUTERTINKTUREN

Tinkturen sind Pflanzenauszüge – in diesem Fall mit Alkohol –, in denen die Konzentration der Wirkstoffe vergleichsweise hoch ist, weil der Alkohol die Stoffe gründlich aus den Pflanzenteilen herauslöst. Alkoholische Kräutertinkturen sind lange haltbar und deshalb immer verfügbar, wenn sie benötigt werden. Wenn du Trinkalkohol verwendest (z. B. Wodka, Korn, Ansatzalkohol oder Weingeist), lässt sich die fertige Tinktur innerlich wie äußerlich anwenden. Alkohol aus der Apotheke ist dagegen oft vergällt und deshalb zum Verzehr nicht geeignet.

Für die Herstellung einer Tinktur werden benötigt:

- 1 Handvoll getrocknete oder 2 Handvoll frische Kräuter deiner Wahl
- ca. 200 ml Alkohol mit mindestens 40 Vol.-%
- Schraubglas zum Reifen, keimfrei (siehe S. 16)
- Kaffee- oder Teefilter zum Filtern der fertigen Tinktur
- sterilisierte Flaschen aus Braunglas zur Aufbewahrung, z. B. Tropfflaschen

So gehst du vor:

1. Kräuter säubern und zerkleinern, damit sich die Wirkstoffe schnell lösen können.
2. Die Kräuter in ein Schraubglas füllen und vollständig mit Alkohol bedecken.
3. Den Ansatz an einem dunklen Ort für etwa vier Wochen ziehen lassen (nähere Angaben siehe bei den einzelnen Kräutern). Dabei regelmäßig schütteln, damit sich die Wirkstoffe besser lösen und sich kein Schimmel bildet.
4. Die fertige Tinktur durch ein Sieb oder eine Filtertüte in Braunglasflaschen füllen und an einem kühlen Ort aufbewahren.

Vor Sonneneinstrahlung geschützt gelagert, ist die Tinktur mindestens ein Jahr lang verwendbar. Tinkturen findest du in diesem Buch viele, z. B. mit Gänseblümchen (siehe S. 67), Echinacea (siehe S. 133) oder Schafgarbe (siehe S. 151).

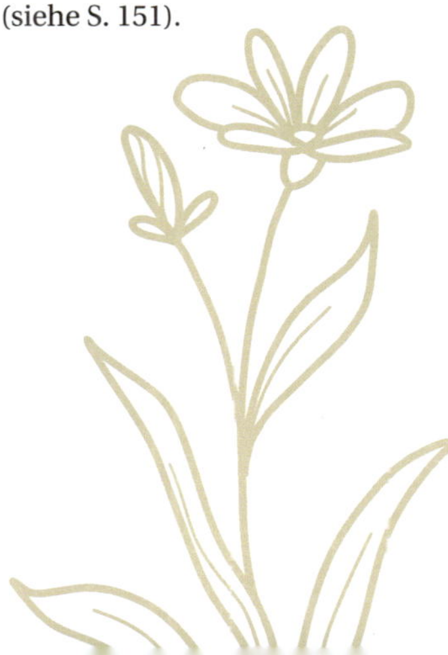

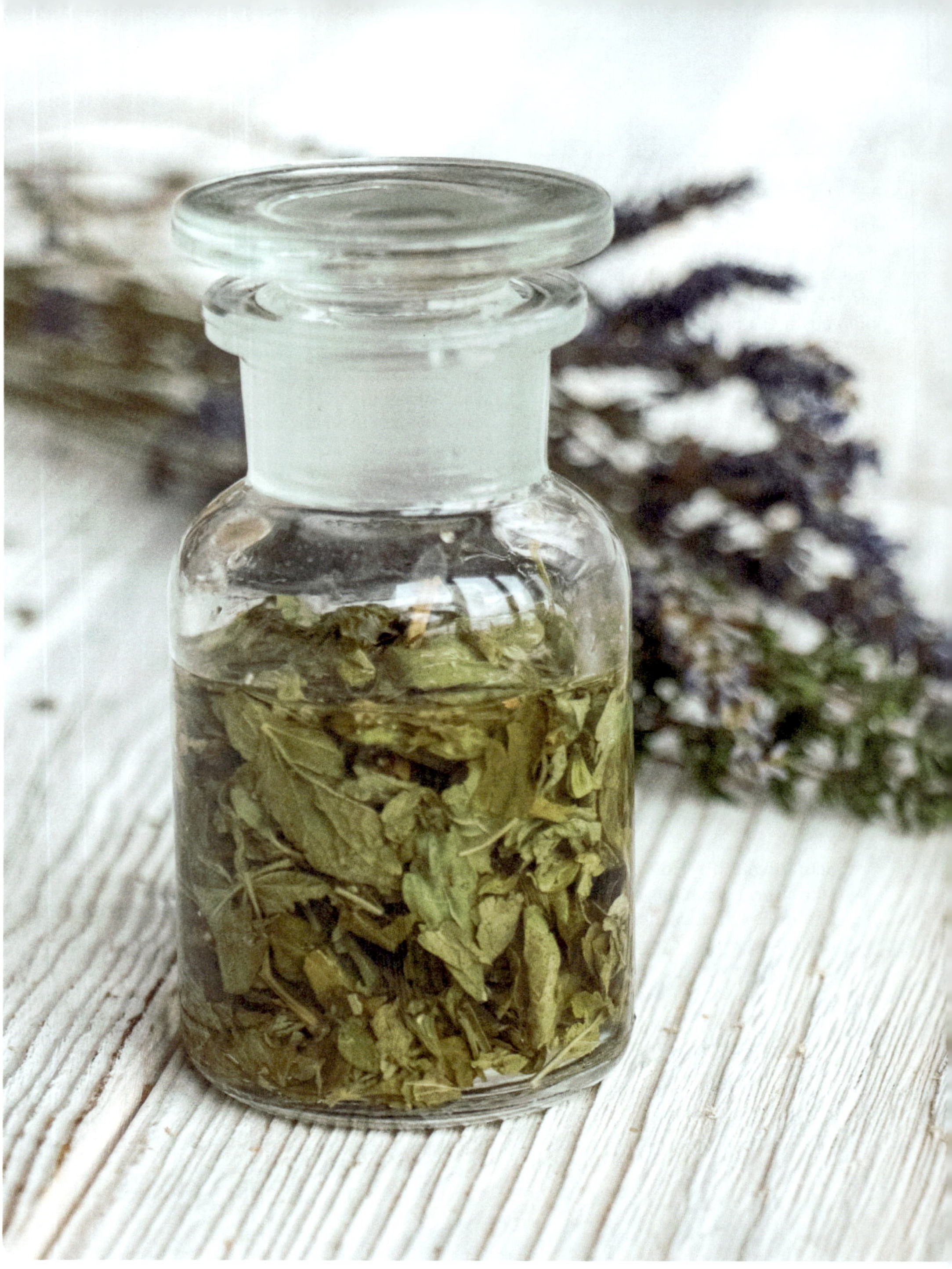

ESSIGTINKTUREN

Für Kinder sowie für Erwachsene, die keinen Alkohol zu sich nehmen möchten, sind alkoholische Tinkturen nicht geeignet. In solchen Fällen bietet es sich an, Pflanzenauszüge mit Essig anstelle von Alkohol herzustellen. Zwar werden durch Essig nicht so viele Wirkstoffe ausgezogen wie bei einer Alkoholtinktur, dennoch lösen sich auch in Essig viele wichtige Inhaltsstoffe und werden so für die spätere Verwendung konserviert.

Hinweis: Essig gilt zwar als alkoholfrei, hat aber, genau genommen, einen geringen Restalkoholgehalt, ähnlich dem von Fruchtsaft.

Um eine Tinktur mit Essig herzustellen, sind erforderlich:

- 1 Handvoll getrocknete oder 2 Handvoll frische Kräuter deiner Wahl
- ca. 200 ml Tafelessig oder Apfelessig
- Schraubglas für den Ansatz, sterilisiert (siehe S. 16)
- keimfreie Tropfflaschen aus Braunglas zur Aufbewahrung

So geht's:

1. Kräuter zerkleinern und in ein Schraubglas füllen.
2. Essig darübergießen, bis die Pflanzenteile bedeckt sind, und das Glas verschließen.
3. Den Ansatz an einem warmen Ort ohne direkte Sonneneinstrahlung ziehen lassen, dabei regelmäßig schütteln, um Schimmelbildung zu vermeiden.
4. Bei Verwendung von Blättern und Blüten nach etwa zwei Wochen, bei Wurzeln nach etwa vier Wochen abseihen.
5. In einer dunklen Tropfflasche an einem kühlen Ort verwahren.

Der Essiggeschmack der fertigen Tinktur lässt sich mildern, indem diese mit Wasser verdünnt eingenommen wird. Die Standarddosierung für Erwachsene beträgt dreimal täglich 20–30 Tropfen über einen Zeitraum von maximal sechs Wochen. Essigtinkturen findest du beispielsweise bei der Schafgarbe (siehe S. 149), beim Lavendel (siehe S. 101) und beim Gänseblümchen (siehe S. 67).

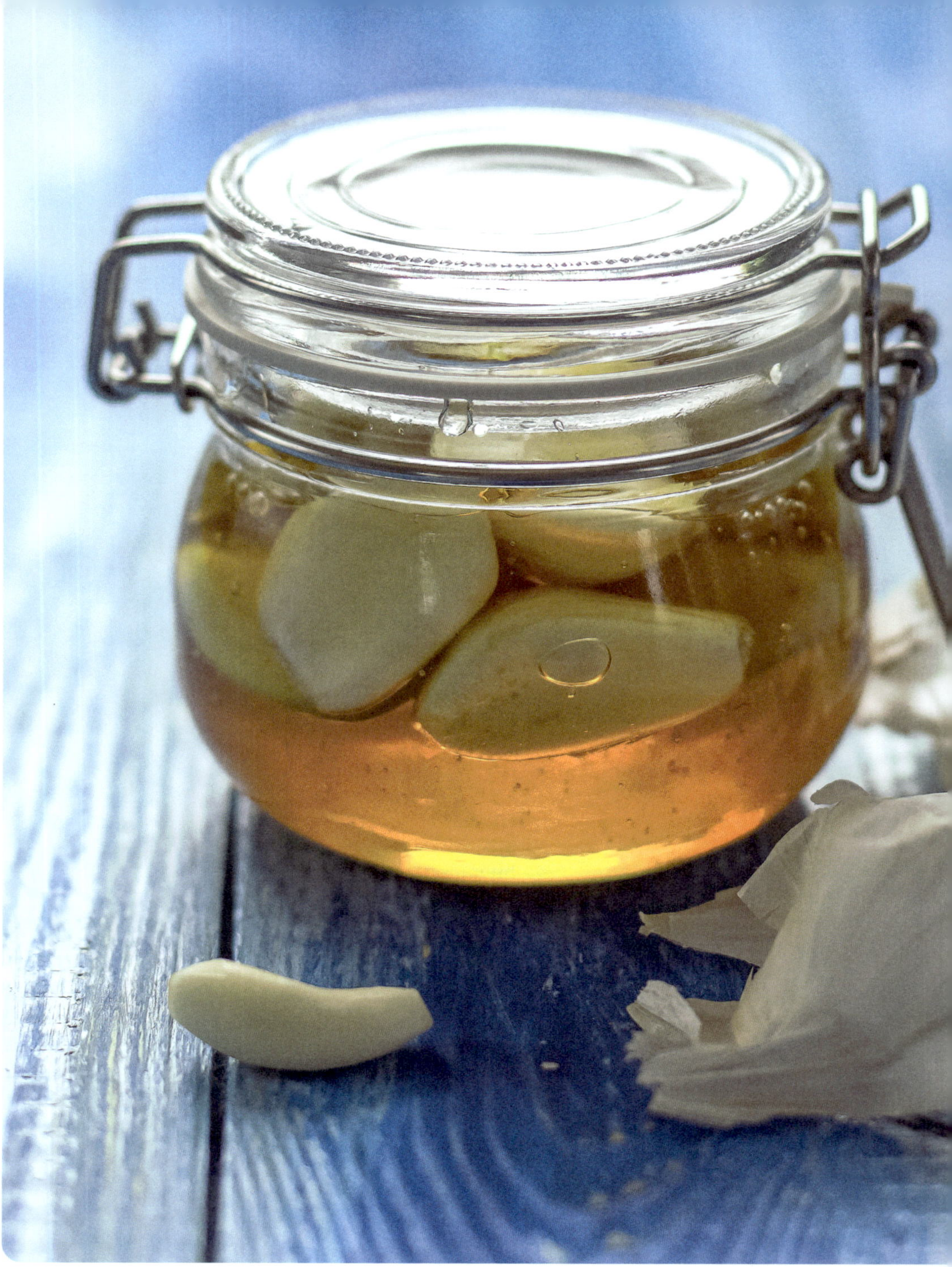

HONIG ALS GESUNDES AUSZUGSMITTEL FÜR HEILKRÄUTER

Honig gehört zu den ältesten Heil- und Nahrungsmitteln. Durch seinen hohen Zuckergehalt lässt er sich wie Sirup (siehe S. 25) nutzen, um heilsame Wirkstoffe aus frischen Pflanzenteilen zu lösen. Honig in Bioqualität ist zusätzlich durch seine kostbaren Mineralien, Vitamine und Spurenelemente sehr gesund.

Benötigt werden:

- 1 Glas flüssiger Honig (regional und in Bioqualität)
- leeres Schraubglas, keimfrei (siehe S. 16)
- frische Pflanzenteile, ggf. gewaschen und abgetrocknet
- saubere Braunglasgefäße zur Aufbewahrung

So funktioniert's:

1. Pflanzenteile klein schneiden und in einem Schraubglas mit flüssigem Honig übergießen, bis alles bedeckt ist.
2. Das Glas verschließen und vier bis sechs Wochen an einem kühlen, dunklen Ort ziehen lassen.
3. Den Kräuterhonig abseihen und in ein oder mehrere dunkle Gefäße füllen.

Der fertige Honigauszug hält sich durch den hohen Zuckeranteil etwa ein Jahr. Um Schimmelbildung vorzubeugen, wird er am besten im Kühlschrank aufbewahrt. Achte zusätzlich darauf, den Inhalt immer mit einem sauberen Löffel zu entnehmen.
Du kannst bei Bedarf mehrmals täglich einen Teelöffel pur im Mund zergehen lassen oder in einem Getränk deiner Wahl auflösen. Tee kühlt am besten auf unter 45 °C ab, bevor er mit Honig gesüßt wird, damit die Wirkstoffe des Honigs nicht durch zu große Hitze zerstört werden.
Kräuterhonig bietet sich besonders bei Husten und Erkältung an, z. B. mit Spitzwegerich (siehe S. 156) oder Thymian (siehe S. 160). Ein Honigauszug mit rotem Sonnenhut (siehe S. 130) wird gern zur Stärkung des Immunsystems genutzt.

Hinweis: Roher Honig ist nicht geeignet für Säuglinge und Kleinkinder unter 12 Monaten, da ihr Darm die im Honig natürlicherweise enthaltenen Botulinumtoxine noch nicht unschädlich machen kann.

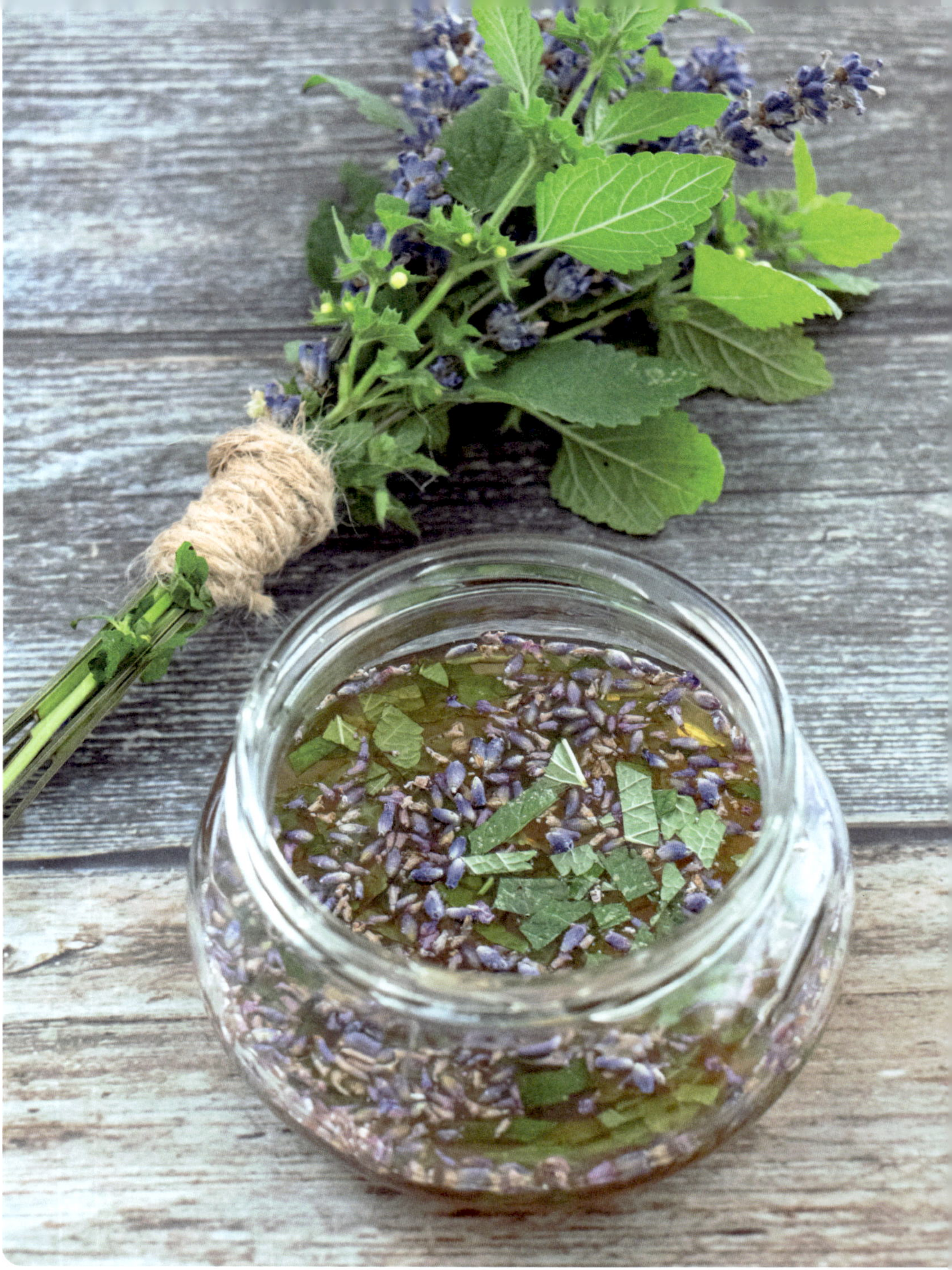

OXYMEL: NATÜRLICHES HEIL- UND STÄRKUNGSMITTEL AUS HONIG UND ESSIG

Das Heilgetränk Oxymel ist bereits seit der Antike bekannt. Übersetzt bedeutet Oxymel „Sauerhonig“, denn seine Hauptbestandteile sind Honig und Essig, in denen Kräuter oder Gewürze ausgezogen werden.

Das wird gebraucht:

- 2 Teile Apfelessig, Bioqualität
- 6 Teile Honig (Bioqualität, möglichst regional und naturbelassen)
- 1 Teil frische oder getrocknete Kräuter nach Wahl
- 1 Schraubglas für den Ansatz, keimfrei (siehe S. 16)
- 1 keimfreies, verschließbares Glasgefäß zur Aufbewahrung

So wird das Heilgetränk hergestellt:

1. Kräuter zerkleinern und in einem Schraubglas mit Honig und Essig übergießen. Das Glas verschließen und gründlich schütteln, damit sich die Zutaten mischen.
2. Den Ansatz an einem dunklen Ort bis zu vier Wochen lang ziehen lassen. Dabei gelegentlich schütteln, um die Inhaltsstoffe besser zu lösen und Schimmelbildung zu vermeiden.
3. Die Kräuter abfiltern und die Flüssigkeit in einer sauberen, verschließbaren Flasche aufbewahren.

Der Sauerhonig ist bei Zimmertemperatur etwa ein Jahr lang haltbar und sollte dunkel gelagert werden, um die Wirksamkeit der Inhaltsstoffe möglichst lange zu erhalten.
Als allgemein stärkende Kur über vier Wochen nehmen Erwachsene 1 EL und Kinder 1 TL Oxymel, pur oder verdünnt, einmal am Tag etwa eine halbe Stunde vor dem Essen zu sich. Bei akuten Fällen, zum Beispiel einer drohenden Erkältung, helfen dreimal täglich 1 EL bzw. 1 TL eines Oxymels mit Spitzwegerich (siehe S. 152), Thymian (siehe S. 158) oder Salbei (siehe S. 140) oder einer Mischung dieser Kräuter. Ein Oxymel mit Lavendel (siehe S. 96) und Melisse (siehe S. 108) kann beruhigend wirken und das Einschlafen erleichtern. Die Kräutermischungen auf Seite 21 bieten dir Anhaltspunkte für weitere passende Kombinationen.

Hinweis: Auch Oxymel ist wegen des enthaltenen rohen Honigs nicht geeignet für Säuglinge unter 12 Monaten.

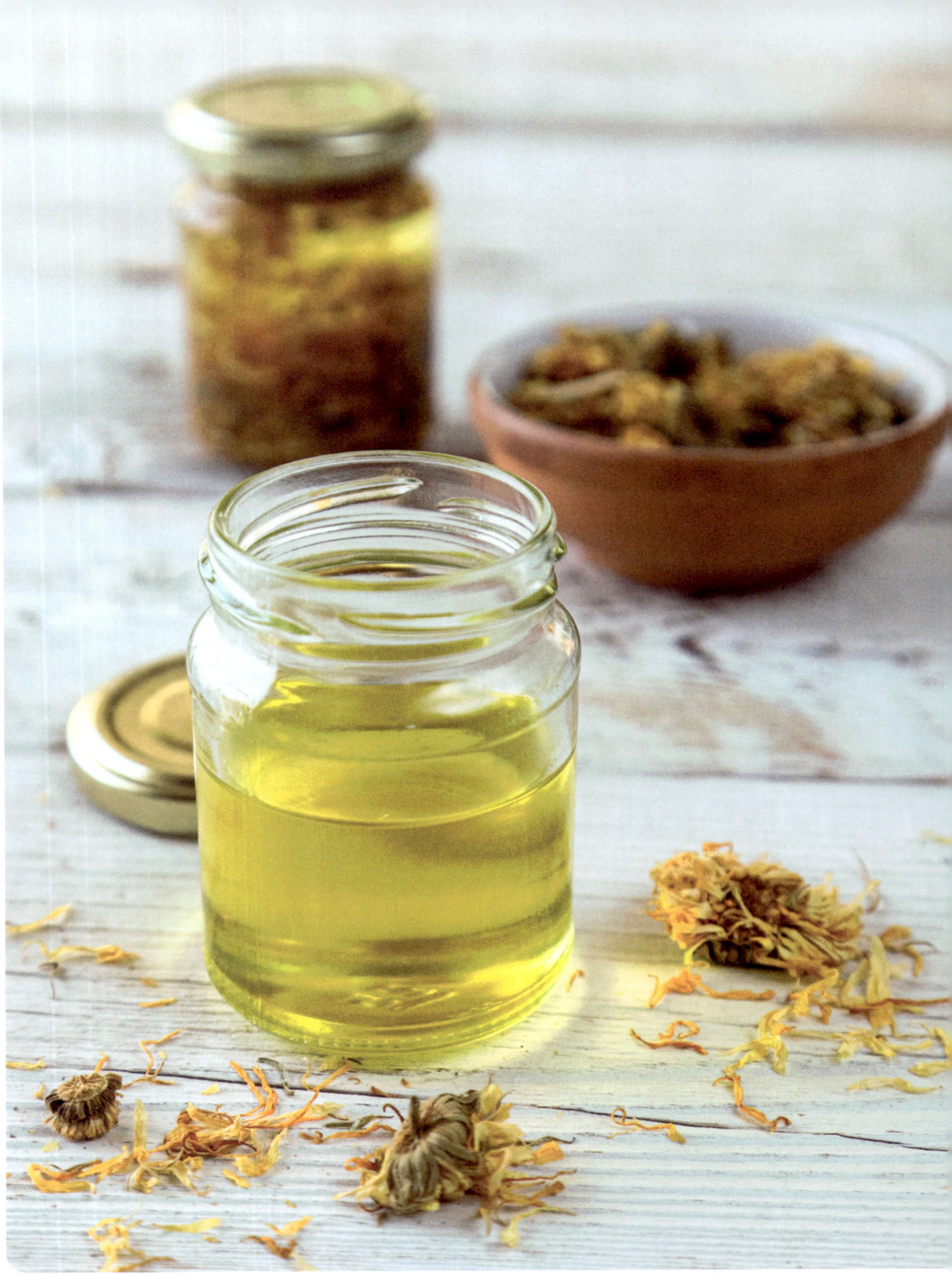

HEILENDE ÖLAUSZÜGE SELBER MACHEN

Ein Ölauszug kann mit kaltem oder heißem Öl durchgeführt werden: Der Kaltauszug dauert zwar länger, dafür bleiben aber die meisten Inhaltsstoffe erhalten. Der Heißauszug eignet sich dagegen für Situationen, wenn es einmal schneller gehen soll.
Zu empfehlen ist, sowohl für den Heiß- als auch für den Kaltauszug getrocknete Pflanzenteile zu verwenden, denn der Reifeprozess dauert mehrere Tage bzw. Wochen und der Wasseranteil in frischen Pflanzen erhöht das Risiko der Schimmelbildung. Für den Heißauszug und bei schnellem Verbrauch eignen sich Pflanzenteile ohne Schadstellen, die zumindest angewelkt sind, um den Wasseranteil zu reduzieren.

Für den Heiß- oder Kaltauszug werden folgende Zutaten und Utensilien benötigt:

- 1 Handvoll getrocknete, unbeschädigte und zerkleinerte Pflanzenteile
- ca. 200 ml Pflanzenöl (siehe S. 37)
- Schraubglas für den Ansatz, keimfrei (siehe S. 16)
- Kaffee- oder Teefilter
- keimfreie Braunglasflaschen zur Aufbewahrung der fertigen Öle

KALTAUSZUG HERSTELLEN

Der Kaltauszug braucht länger, ist dafür aber denkbar einfach umzusetzen:

1. Ein Schraubglas zu drei Vierteln mit Pflanzenteilen füllen.
2. Die Pflanzenstücke mit dem Öl übergießen, bis alle Pflanzenteile vollständig bedeckt sind, und das Glas verschließen.
3. Bei Zimmertemperatur, aber ohne direkte Sonneneinstrahlung drei bis sechs Wochen lang reifen lassen. Das Glas alle zwei Tage sanft schütteln, damit sich die Wirkstoffe besser lösen.
4. Nach der Reifezeit das Öl durch einen Teefilter abseihen und in dunkle Glasflaschen abfüllen.

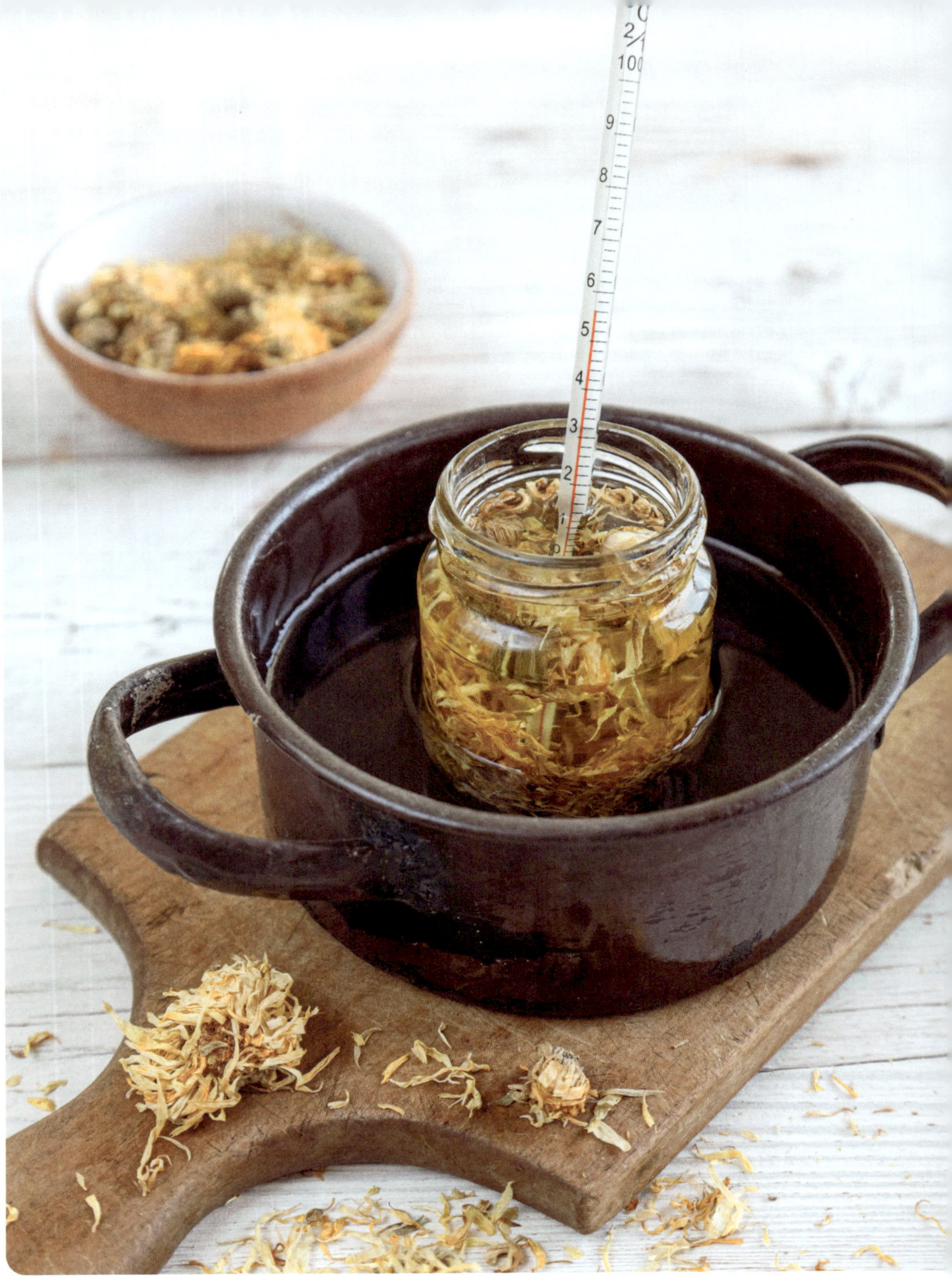

HEISSAUSZUG HERSTELLEN

Beim Heißauszug ist es zwar erforderlich, für eine kurze Weile die Wärme des Öls zu kontrollieren, dafür ist der Ölauszug aber auch deutlich schneller fertig und einsatzbereit:

1. Pflanzenteile in einem hitzebeständigen Schraubglas mit Öl bedecken.
2. Das Glas ins Wasserbad stellen und auf dem Herd langsam bis auf maximal 60 °C (bei Kokosöl reichen 26 °C) erwärmen, das Wasser darf dabei nicht kochen.
3. Das Öl ungefähr 2 Stunden bei 50–60 °C bzw. bei Kokosöl max. 30 °C ziehen und danach abkühlen lassen.
4. Sobald das Öl Zimmertemperatur erreicht hat, das Glas verschließen und bis zu vier Tage nachreifen lassen.
5. Das Öl filtern und zur Aufbewahrung in dunkle, keimfreie Glasflaschen abfüllen.

Am besten wird der fertige Ölauszug kühl und dunkel gelagert. Bei der Haltbarkeit des Ölauszuges kannst du dich grob am Haltbarkeitsdatum des verwendeten Basisöls orientieren.

Hinweis: Ölauszüge eignen sich z. B., um kleinere Kratzer oder Schnitte zu versorgen. Auf große, offene Wunden wird Öl hingegen besser nicht aufgetragen, da es die Sauerstoffzufuhr zur geschädigten Haut unterbindet, dadurch den Heilungsprozess unnötig verlängert und stattdessen unter Umständen unter der Ölschicht Infektionen entstehen können.

DIE WAHL DES PASSENDEN ÖLS

Grundsätzlich ist es immer empfehlenswert, Öle in Bioqualität zu verwenden, um – gerade bei Heilmitteln – die Schadstoffbelastung so gering wie möglich zu halten. Für den Anfang lässt sich wunderbar mit Ölen experimentieren, die ohnehin schon in der eigenen Küche vorhanden oder leicht und einigermaßen kostengünstig im Handel erhältlich sind.

Je nach Einsatzzweck eignen sich unterschiedliche Öle für einen Ölauszug: Für ein Massageöl ist beispielsweise Olivenöl gut verwendbar, weil es nur langsam in die Haut einzieht. Wer den Eigengeruch nicht mag, kann aber auch Sonnenblumenöl oder Rapsöl verwenden.

Für Salben, die auch in die tieferen Schichten der Haut einziehen sollen, bieten sich beispielsweise Mandelöl oder Jojobaöl an. Wer einen Heißauszug macht, kann dafür auch Kokosöl verwenden, das ebenfalls tief in die Haut einzieht. Für Kokosöl reicht allerdings schon eine Temperatur über 26 °C, damit es sich verflüssigt und die heilsamen Inhaltsstoffe erhalten bleiben.

Ölauszüge findest du in diesem Buch u. a. mit Johanniskraut (siehe S. 79), Lavendel (siehe S. 98) und Pfefferminze (siehe S. 117).

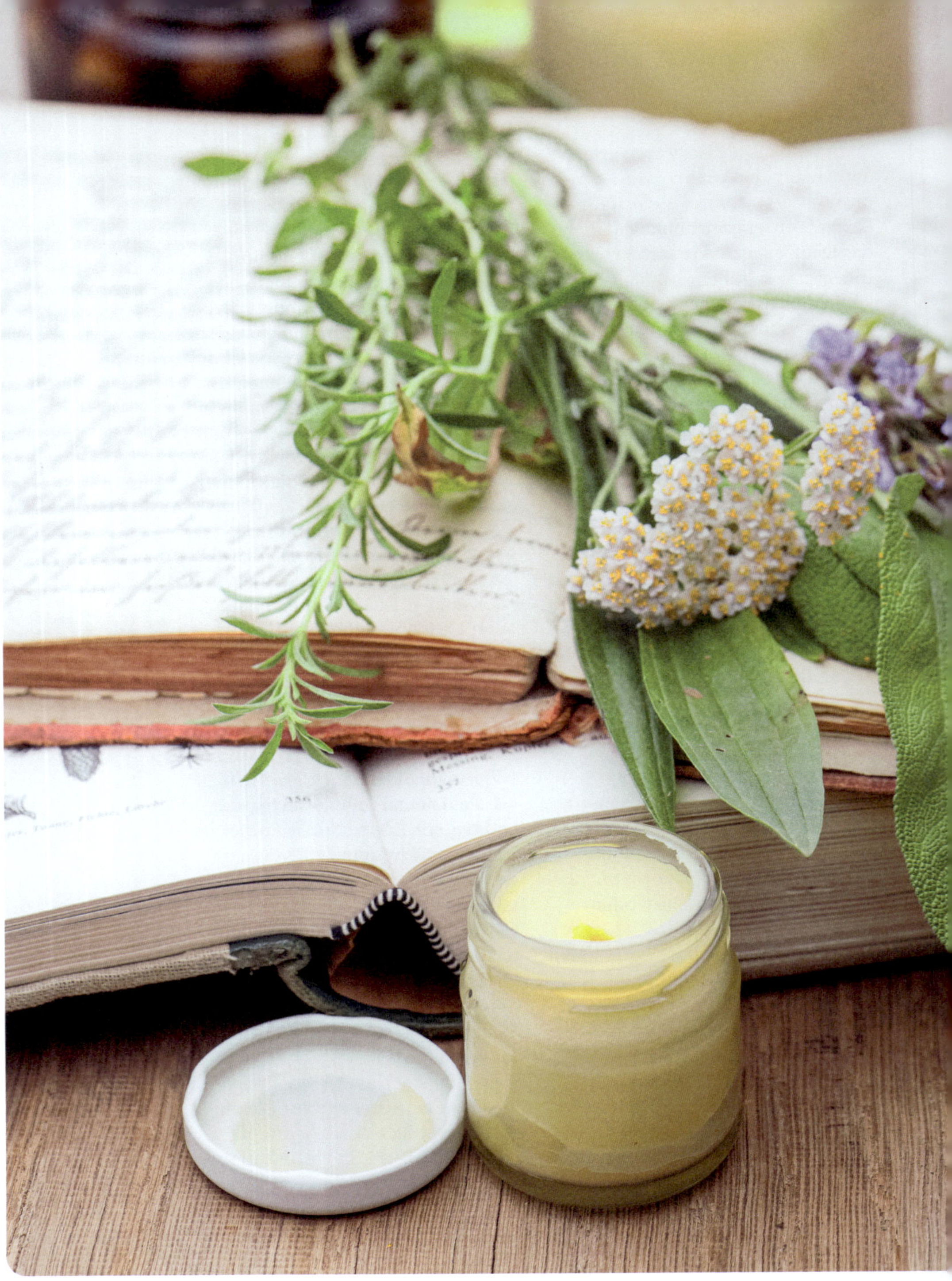

HEILSALBEN

Salben entstehen sehr einfach durch das Erhitzen und Vermischen wasserfreier Zutaten für eine homogene, streichfähige Konsistenz. Erhitze die Zutaten schonend, damit ihre gesunden Inhaltsstoffe möglichst erhalten bleiben.
Zutaten für die Salbenherstellung (am besten hochwertig und naturbelassen):

- **Öle und/oder Fette:** bilden die Basis der Salbe; entweder pure Öle oder Ölauszüge (siehe S. 35)
- **Konsistenzgeber:** machen die Salbe streichfest, z. B. Sheabutter und Kakaobutter, Bienenwachs und veganes Carnaubawachs sowie Lanolin anhydrid (Wollwachs ohne Wasseranteil).

Utensilien (alle sterilisiert, siehe S. 16):

- Topf und hitzebeständiges Glas, z. B. ein Schraubglas, für das Wasserbad
- Löffel, alternativ Holz- oder Glasrührstab
- Thermometer zum Kontrollieren der Temperatur (optional)
- Waage, die auch kleine Mengen genau ablesen kann
- leere Tiegel für fertige Salben, ggf. Lippenstifthülsen für Lippenpflegestifte

Die Herstellung von Salben erfolgt immer nach dem gleichen Prinzip:

1. Alle benötigten Zutaten nach Rezept abmessen und bereitstellen.
2. Öle, ggf. Lanolin und Wachs in ein Glas geben und in einen Topf mit Wasser stellen. Das Wasser nur so stark erwärmen, dass das Wachs schmilzt. Die Hitzequelle herunterdrehen und die Temperatur überprüfen.
3. Wenn die Mischung auf 35 °C (ein wenig kühler als handwarm) abgekühlt ist, Fette wie Kokosöl und Kakao- oder Sheabutter unterrühren und schmelzen lassen.
4. Einige Tropfen auf einen kalten Teller geben, um die Konsistenz zu überprüfen. Ist die Salbe zu flüssig, ergänze etwas mehr Wachs oder Lanolin. Ist sie zu fest, füge etwas Öl hinzu.
5. Das Glas aus dem Wasserbad nehmen und optional ätherische Öle unterrühren.
6. Die fertige Salbe in die sauberen Gläser oder Tiegel füllen und erst nach dem Auskühlen verschließen. Die Tiegel am besten mit Datum und Zutaten beschriften.

Salben findest du in diesem Buch mit Ringelblume (siehe S. 121) und Spitzwegerich (siehe S. 157). Wenn der Anteil an Konsistenzgebern erhöht wird, lassen sich auch Lippenpflegestifte (siehe S. 87) und feste Lotionen (siehe S. 107) herstellen.

ACKERSCHACHTEL-HALM

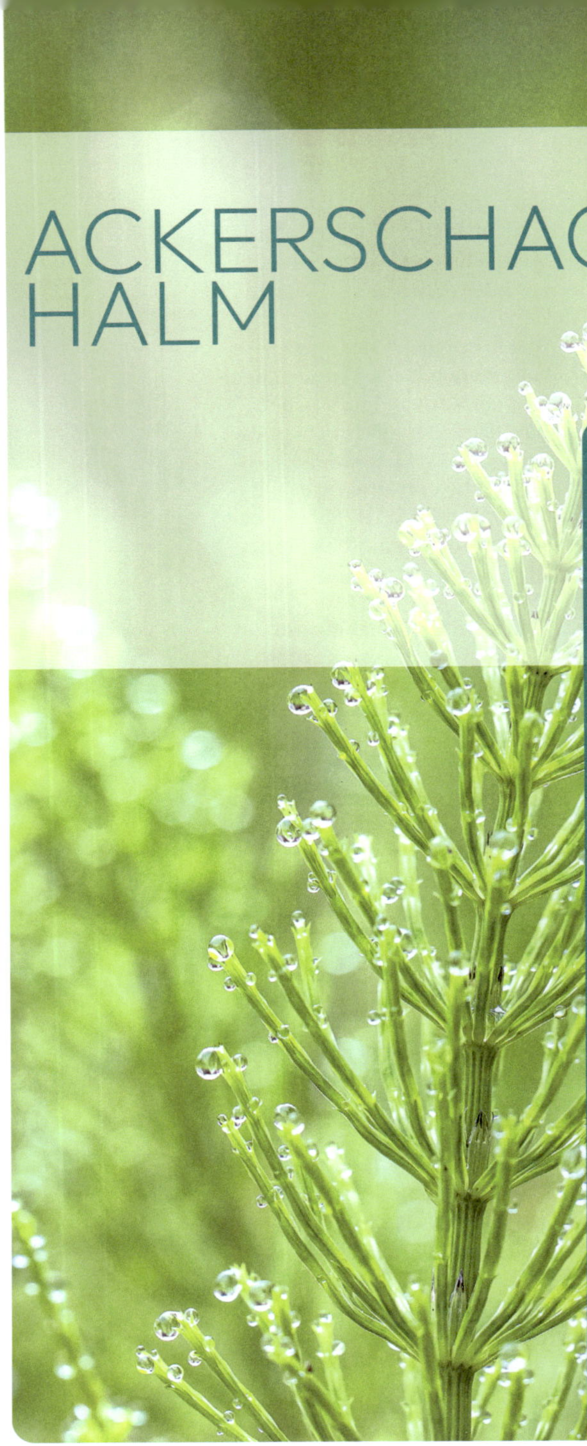

STECKBRIEF

- **Erntezeit:** April–September
- **Verwendbare Pflanzenteile:** Triebe
- **Wichtige Inhaltsstoffe (A–Z):** Carbonsäuren, Flavonoide, Glykoside, Kaffeesäure-Derivate, Kalium, Kieselsäure
- **Nützliche Eigenschaften (A – Z):** adstringierend, blutstillend, entzündungshemmend, gewebefestigend, stoffwechselanregend (Haut), kräftigend, schleimlösend, wassertreibend, wundheilungsfördernd
- **Kann u. a. helfen bei (A – Z):** Bindegewebsschwäche, Blasenentzündung, Blutungen, Gicht, Husten, Entzündungen der Harnwege, Nierengrieß, rheumatischen Erkrankungen

Ackerschachtelhalm, lat. *Equisetum arvense*, ist auch unter den Namen Zinnkraut, Katzenschwanz, Fegekraut, Pferdeschwanz, Schaftheu, Pfannenputzer oder Scheuerkraut bekannt. Das Kraut wird schon seit der Antike vor allem für seine zusammenziehenden und gewebestärkenden Eigenschaften geschätzt. Durch seinen hohen Kieselsäuregehalt kann es auch bei brüchigen Haaren und Nägeln helfen. Der hohe Anteil an Kalium unterstützt darüber hinaus die Ausschwemmung von Schadstoffen aus dem Körper, wodurch Entzündungen der Harnwege sowie Gicht und rheumatische Erkrankungen gelindert werden können.

Hinweise: Während der Schwangerschaft und bei Wasseransammlungen durch eingeschränkte Herz- oder Nierenfunktionen wird von der innerlichen Einnahme von Ackerschachtelhalm abgeraten. Bei Durchspülungstherapien darauf achten, dass mindestens 2 ½ L Flüssigkeit pro Tag getrunken werden.

ANBAUTIPPS

Das Zinnkraut ist anspruchslos und wächst gut an sonnigen Plätzen mit lehmiger, humusarmer Erde mit niedrigem pH-Wert. Die Pflanze kommt sogar mit Staunässe zurecht. Im Frühjahr wachsen zunächst hellbraune Triebe mit Sporenähren, die eher an Pilze erinnern. Erst wenn diese verwelkt sind, wachsen grüne Triebe nach (etwa ab April), die sich für heilende Anwendungen verwenden lassen.

Am einfachsten ist es, eine Pflanze, die auf einem Feld, an einem Wiesenrand oder an einer Böschung wächst, auszugraben und im Garten einzupflanzen. Dabei gilt es jedoch zu beachten, dass der Ackerschachte halm ausgesprochen vermehrungsfreudig ist, denn er pflanzt sich nicht nur über die austretenden Sporen fort, sondern auch durch tief und weit verzweigt wachsende Wurzelstöcke (*Rhizome*) im Boden, von denen auch einzelne, abgeteilte Stücke wieder neue Pflanzen austreiben können.

Wenn du nicht möchtest, dass sich das Zinnkraut überall in deinem Garten ausbreitet, setze die Pflanzen am besten in einen sehr tiefen Topf oder eine alte Wanne, damit sich das Rhizom nicht weiterverbreiten kann (eine tief im Boden liegende Rhizomsperre hilft ebenfalls), und kappe die Sporenähren möglichst sofort, wenn sie im Frühjahr austreiben.

Hinweis: Überprüfe genau, ob du bei der Wahl der Pflanze nicht aus Versehen den giftigen Sumpfschachtelhalm (lat. *Equisetum palustre*) erwischst. Bei diesem wachsen die Sporenähren aus grünen Trieben, die wiederum braune Zapfen aufweisen. Außerdem sind die Stängel schmaler als beim Ackerschachtelhalm.

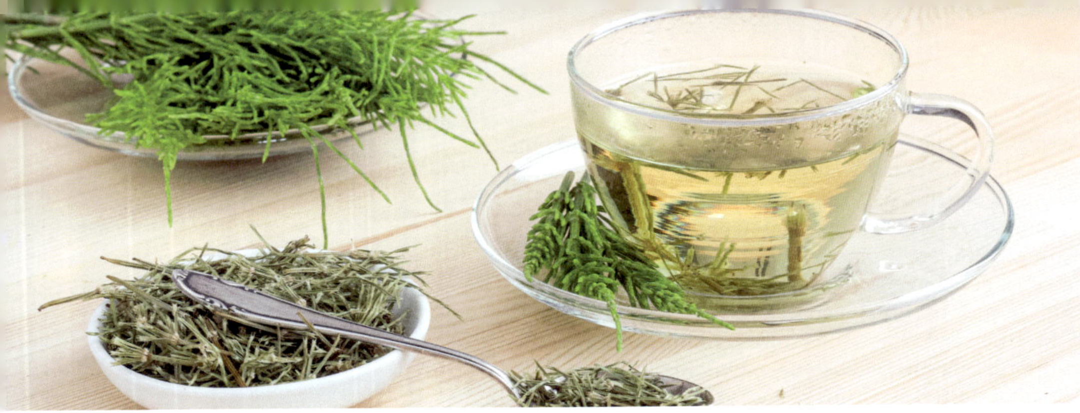

ACKERSCHACHTELHALM-TEE

1 TL getrocknetes oder 1 EL frisches Kraut in 150–200 ml Wasser über Nacht einweichen, nach etwa 12 Stunden aufkochen und 10–30 min ziehen lassen, dann filtern.

Der Tee muss so außergewöhnlich lange ziehen, damit sich die Kieselsäure und andere Mineralstoffe aus den Pflanzenstrukturen lösen können.

Bei Harnwegsinfekten, Wassereinlagerungen im Körper sowie bei rheumatischen Beschwerden trinke dreimal täglich eine Tasse Zinnkrauttee.
Bei Entzündungen im Rachenraum gurgele ein- bis dreimal am Tag mit dem Teeauszug.
Bei Gelenkschmerzen eine Mullbinde in den Tee tauchen, ausdrücken und einmal am Tag um das betroffene Gelenk wickeln. Etwa 20 min einwirken lassen.

TINKTUR MIT ACKERSCHACHTELHALM

Folge der Anleitung für Tinkturen auf S. 27 mit diesen Zutaten:

- 1 Handvoll getrocknetes oder 2 Handvoll frisches Zinnkraut
- Ansatzalkohol mit mindestens 40 Vol.-%

Lass das Kraut drei bis vier Wochen im Alkohol ausziehen. Bei Nieren- und Blasenentzündungen nimm dreimal täglich etwa 20 Tropfen Tinktur mit Wasser oder Tee verdünnt ein. Bei unreiner Haut, Akne und Ekzemen die betroffenen Hautpartien morgens und abends nach der Gesichtswäsche mit der Tinktur betupfen.

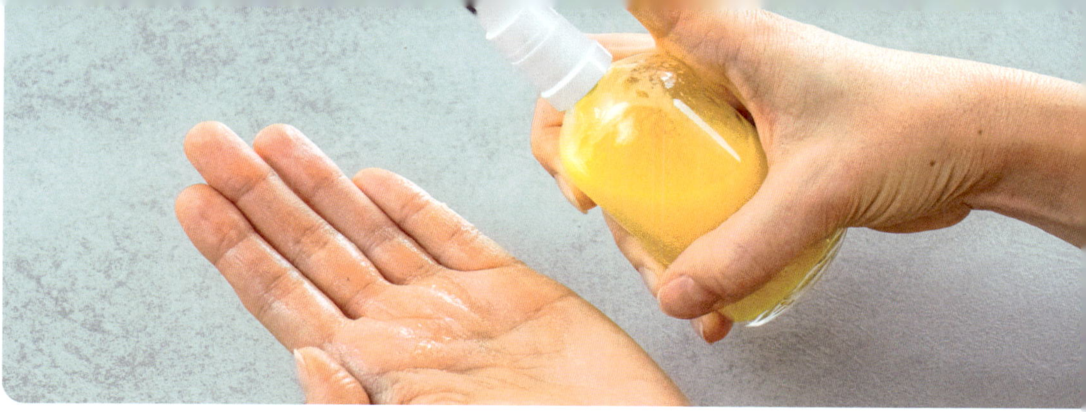

ZINNKRAUT-SCHÜTTELLOTION

Eine Lotion hat gegenüber einer Salbe den Vorteil, dass sie außer Fett auch Wasser enthält. Dadurch zieht sie deutlich schneller ein und spendet der Haut zusätzlich Feuchtigkeit. Die einfache Schüttellotion nach dem folgenden Rezept hilft, die Elastizität der Haut zu verbessern und damit Cellulite zu vermindern. Durch die entzündungshemmende und adstringierende Wirkung von Zinnkraut kann die Lotion auch bei unreiner Haut, Akne und Ekzemen helfen und zu einem schöneren Hautbild beitragen.
Für die Herstellung von etwa 150 ml Lotion sind erforderlich:

- ¾ EL getrocknetes Zinnkraut
- 100 ml Wasser
- 70 ml Olivenöl oder Leinöl
- 5 Tropfen Vitamin-E-Öl (Tocopherol, optional)
- Tee- oder Kaffeefilter
- Pürierstab oder Milchaufschäumer zum Rühren der Lotion
- keimfreier Pumpzerstäuber

So wird's gemacht:

1. Schachtelhalmkraut in einem Topf mit Wasser bedecken und 24 Stunden lang einweichen. Das Gemisch dann aufkochen und bei geringer Temperatur weitere 15 min ziehen lassen. Den Auszug durch einen Kaffee- oder Teefilter abseihen und abkühlen lassen.
2. Öl, 70 ml des Zinnkraut-Auszugs und optional Tocopherol in den Pumpzerstäuber füllen und durch kräftiges Schütteln miteinander mischen.

Tipp: Wer Oliven- oder Leinöl wegen des Eigengeruchs nicht mag, kann auch Mandel- oder Jojobaöl verwenden.

Bei sauberer Verarbeitung hält sich die Lotion im Kühlschrank etwa drei Wochen. Wenn sich die Fett- und Wasseranteile voneinander trennen sollten, lässt sie sich einfach direkt vor der Anwendung durch Schütteln wieder vermischen.

BEIFUSS

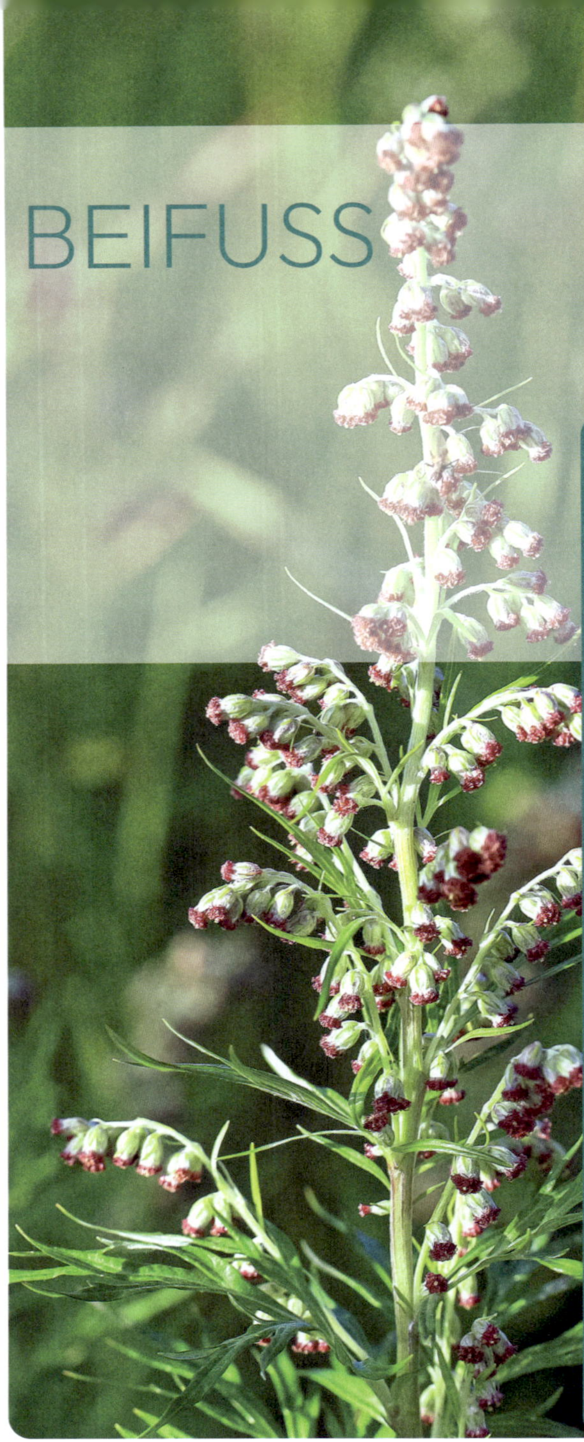

STECKBRIEF

- **Erntezeit:** Juni–September
- **Verwendbare Pflanzenteile:** Blätter, Knospen, Triebe, Wurzeln
- **Wichtige Inhaltsstoffe (A–Z):** ätherische Öle (z. B. Campher), Bitterstoffe, Flavonoide, Inulin
- **Nützliche Eigenschaften (A–Z):** antibakteriell, appetitanregend, desinfizierend, durchblutungsfördernd, entspannend, erwärmend, krampflösend, verdauungsfördernd, wehentreibend
- **Kann u. a. helfen bei (A–Z):** Flugangst, kalten Füßen, Menstruationsbeschwerden, müden Beinen, Schlafstörungen, Unterleibsschmerzen, Verdauungsproblemen

Der unscheinbare Gemeine Beifuß, lat. *Artemisia vulgaris*, wird auch Wilder Wermut, Dianakraut, Fliegengürtel, Jungfernkraut, Gänsekraut, Buckell, Mugwurz oder Donnerkraut genannt. Das Kraut wärmt und wirkt entspannend, weshalb es u. a. gerne bei Unterleibsschmerzen während der Menstruation eingesetzt wird. Da Beifuß auch die Verdauungssäfte und den Gallenfluss anregt, ist er ein beliebter und wertvoller Begleiter zu allen fetten und schwer verdaulichen Speisen, z. B. zu Gänsebraten.

Hinweis: Nicht zu verwechseln ist der Gemeine Beifuß mit dem Einjährigen Beifuß (*Artemisia annua*), der aufgrund seines besonderen Wirkstoffes Artemisinin zur Behandlung von Malaria eingesetzt wird.

Warnungen: Nicht in der Schwangerschaft und bei akuten Fiebererkrankungen einnehmen.

ANBAUTIPPS

Der Gemeine Beifuß wächst am besten an sonnigen Orten mit durchlässigem, nährstoffreichem Boden. Samen sind im Gartenfachhandel erhältlich, können aber auch im Herbst von wild wachsendem Beifuß gesammelt werden, der an Wegrändern, Bahndämmen, Ufern, auf Schuttplätzen und in Steinbrüchen zu finden ist.
Die Samen werden vorzugsweise ab Mai mit 60–70 cm Abstand ausgesät und nicht mit Erde bedeckt (Lichtkeimer). Ein Vorziehen der Samen auf der Fensterbank ab März ist ebenfalls möglich. Bei passenden Voraussetzungen wächst Beifuß schnell und kann bis zu 2 m hoch werden. Gegen Ende des Jahres zieht der mehrjährige Beifuß alle oberirdischen Pflanzenteile ein und treibt im Frühjahr neu aus.
Geerntet werden in der Regel die zarten Blätter und die geschlossenen Knospen, bevor ab etwa Juni die Blüte einsetzt. Das Kraut kann frisch und getrocknet (siehe S. 21) verwendet werden. Die Wurzel wird am besten im Spätherbst geerntet und lässt sich ebenfalls frisch oder getrocknet verarbeiten.

BEIFUSSTEE

1. 1 TL getrocknetes oder 1 EL frisches Beifußkraut mit 150–200 ml kochendem Wasser überbrühen und abgedeckt 2–3 min ziehen lassen.
2. Abseihen und noch warm trinken.

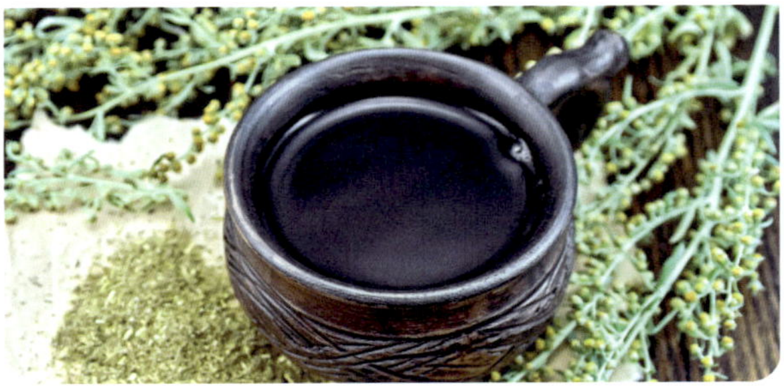

Beifuß ist stark wärmend und hilft effektiv bei allen Leiden, die durch Unterkühlung entstanden sind. Bei akuten fieberhaften Erkrankungen sollte Beifuß nicht verwendet werden.
Bei menstruationsbedingten Unterleibskrämpfen, Wechseljahresbeschwerden und Prämenstruellem Syndrom (PMS) sowie zur Stabilisierung des Zyklus trinke bis zu drei Tassen Beifußtee täglich. Nach sechs Wochen eine Pause von mindestens vier Wochen einlegen.

Hinweis: Beifußtee wirkt wehenfördernd und sollte während der Schwangerschaft nicht getrunken werden.

SITZBÄDER MIT BEIFUSS

250 g getrocknetes Kraut mit 2 L Wasser aufkochen, nach 10 min abseihen und ins Badewasser geben. Durch den wärmenden Effekt des Beifußkrauts können Sitzbäder Unterleibskrämpfe und Blasenentzündungen lindern. Aufgrund seiner desinfizierenden Wirkung kann ein Sitzbad mit Beifuß auch bei Ausfluss und Scheidenpilz wertvolle Hilfe leisten.

FUSSBAD

2 Handvoll geschnittenes, blühendes Beifußkraut mit 1 L kochendem Wasser übergießen. Nach 5–10 min Ziehzeit abseihen und mit warmem Wasser auffüllen.
Ein Fußbad mit Beifuß ist hervorragend dazu geeignet, kalte Füße nachhaltig zu wärmen.

Ein abgekühltes Fußbad kann wiederum schwere Beine und Füße abschwellen lassen.

Tipp: Während langer Wanderungen empfiehlt es sich, ein paar Blätter und Blüten des Beifußes mit in die Schuhe zu geben, um müden Füßen, Blasen und Schrunden vorzubeugen

KRÄUTERKISSEN MIT BEIFUSS

Bei nervösen Schlafstörungen sowie bei Flugangst hat Beifuß eine entspannende Wirkung. In solchen Situationen kann neben Fußbädern oder Tee auch ein mit getrockneten Beifußblättern und -blüten gefülltes Kräuterkissen helfen.

BEIFUSSTINKTUR

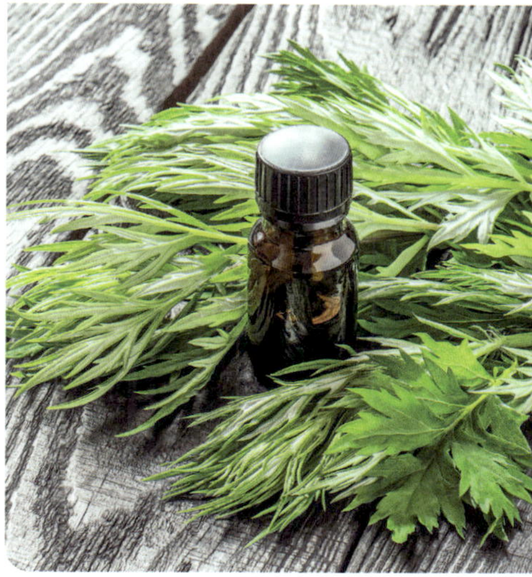

Folge der Anleitung für eine Tinktur auf S. 27 mit diesen Zutaten:

- 1 Handvoll frische, zerkleinerte Beifußwurzel
- Alkohol mit 60 Vol.-%

Die Wurzel drei Wochen lang ausziehen lassen, dann abfiltern.
Zur Linderung von Magen-Darm-Problemen nimm zwei- bis dreimal am Tag fünf Tropfen Tinktur ein.
Äußerlich gilt die Tinktur – ähnlich dem Beifußöl – als hilfreiches Einreibemittel bei müden Füßen und Beinen sowie bei Muskelkater.

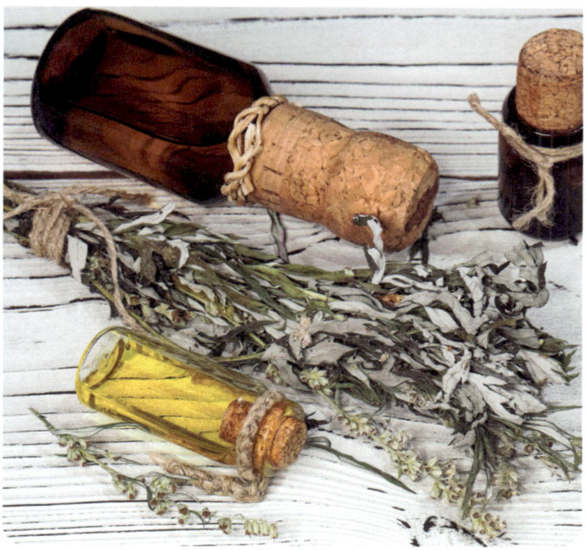

BEIFUSS-ÖLAUSZUG

Folge der Anleitung für einen Ölauszug auf S. 35 mit diesen Zutaten:

- 1 Handvoll getrocknete Blätter, Knospen und Wurzeln
- Pflanzenöl (siehe S. 37)

Lass die Pflanzenteile drei Wochen im Öl ausziehen. Bei stark beanspruchten Beinen und Füßen sowie bei Muskelkater, Verspannungen und rheumatischen Beschwerden das Öl sanft in die betroffenen Stellen einmassieren.

BEINWELL

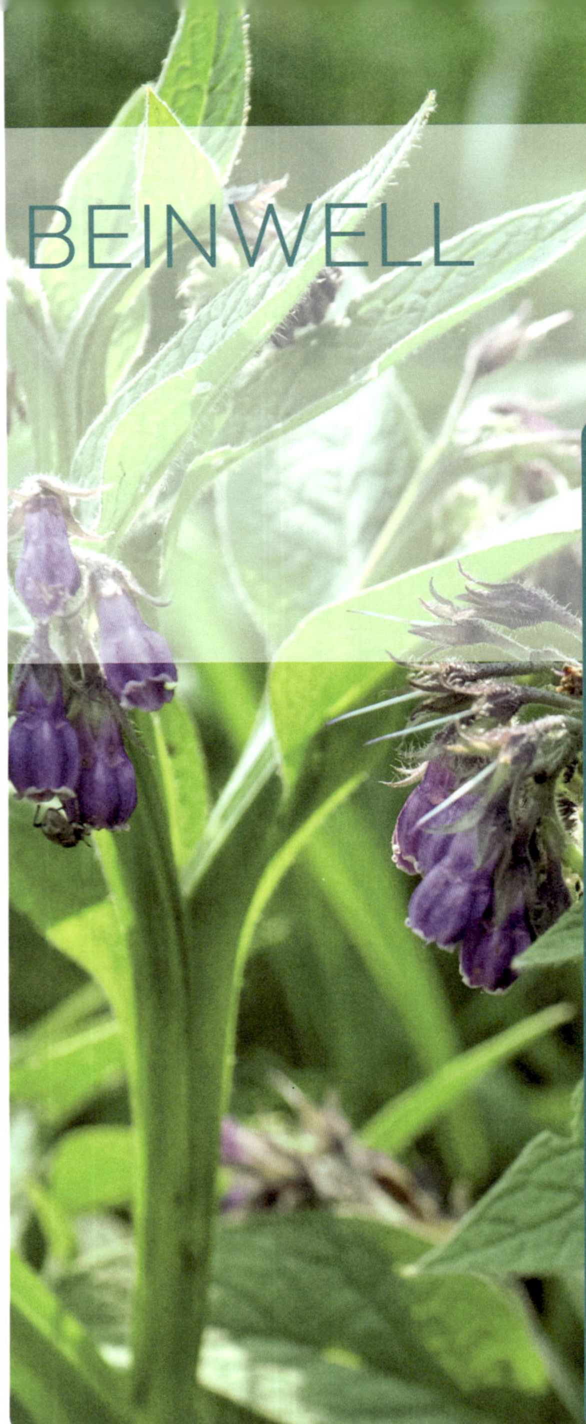

STECKBRIEF

- **Erntezeit:** ganzjährig
- **Verwendbare Pflanzenteile:** Blätter, Blüten, Triebe, Wurzeln
- **Wichtige Inhaltsstoffe (A–Z):** Allantoin, Cholin, Gerbstoffe, Pyrrolizidinalkaloide, Rosmarinsäure, Schleimstoffe
- **Nützliche Eigenschaften (A–Z):** abschwellend, entzündungshemmend, reizmildernd, schmerzlindernd, wundheilend
- **Kann u. a. helfen bei (A–Z):** Amputationsschmerzen, Blutergüssen, Gicht, Knochenbrüchen, Muskel- und Sehnenverletzungen, Narben, Prellungen, Rheuma, Verstauchungen, Zerrungen, Ekzemen, Geschwüren, Psoriasis

Beinwell, lat. *Symphytum officinale,* wird auch Gemeiner Beinwell, Beinwurz, Hasenbrot, Heilwurzel, Himmelsbrot, Hundszunge, Wallwurz oder Glotwurzel genannt. Früher wurde Beinwell verwendet, um die Heilung von Knochenbrüchen zu fördern. Heute werden Präparate mit dem Kraut besonders oft in der Sportmedizin verwendet. Die Wirkstoffe des Beinwells können dazu beitragen, jegliches körperliche Gewebe wieder aufzubauen, lassen Blutergüsse schneller abschwellen und Schmerzen abklingen.

Hinweis: Da das u. a. enthaltene Allantoin schnell zerfällt, wenn es mit Metall in Berührung kommt, empfiehlt es sich, für die Herstellung von Heilmitteln mit Beinwell weder Utensilien noch Aufbewahrungsgefäße aus Metall zu verwenden.

Warnung: Vor der Blüte besteht Verwechslungsgefahr mit dem sehr giftigen Fingerhut! Außerdem sind in Beinwell Spuren giftiger Pyrrolizidinalkaloide (PA) enthalten, die in Verdacht stehen, leberschädigend zu wirken. Es wird deshalb oft empfohlen, auf die innere Anwendung zu verzichten und selbst gemachte Beinwell-Präparate auch nicht auf offenen Wunden zu verwenden. Sicherheitshalber sollte aus dem gleichen Grund auch in der Schwangerschaft, in der Stillzeit und bei Kindern unter zwei Jahren auf die Anwendung von Beinwell aus dem Garten verzichtet werden. Fertige Präparate aus der Apotheke werden aus speziellen PA-freien Beinwell-Züchtungen hergestellt.

ANBAUTIPPS

Beinwell wächst gut an sonnigen Orten auf weichen, feuchten Böden – und besonders gerne in der Nähe eines Komposthaufens. Die Pflanze lässt sich am besten mit einem Steckling anbauen: Grabe dazu Anfang bis Mitte Oktober ein Stück Wurzel mit Blattansatz aus und pflanze es senkrecht in die Erde, sodass es mit einer etwa fünf Zentimeter dicken Schicht Erde bedeckt ist. Da Beinwell sehr ausladend wächst, ist es sinnvoll, einen Quadratmeter Platz einzuplanen. Blätter und Blüten können drei- bis fünfmal während der Vegetationsperiode geerntet werden, jedoch nur bis Ende August, damit die Pflanze noch genügend Kraft für den Winter sammeln kann. Die besten Erntezeiten für die Wurzel sind Oktober bis November oder März bis April (vor der Blüte). Belass immer ein Stück des Wurzelstocks in der Erde, damit die Pflanze nachwachsen kann und der Bestand nicht gefährdet wird. Die Wurzeln für die Nutzung der meisten gesunden Inhaltsstoffe am besten nicht schälen, sondern nur sehr gründlich von Erde befreien.

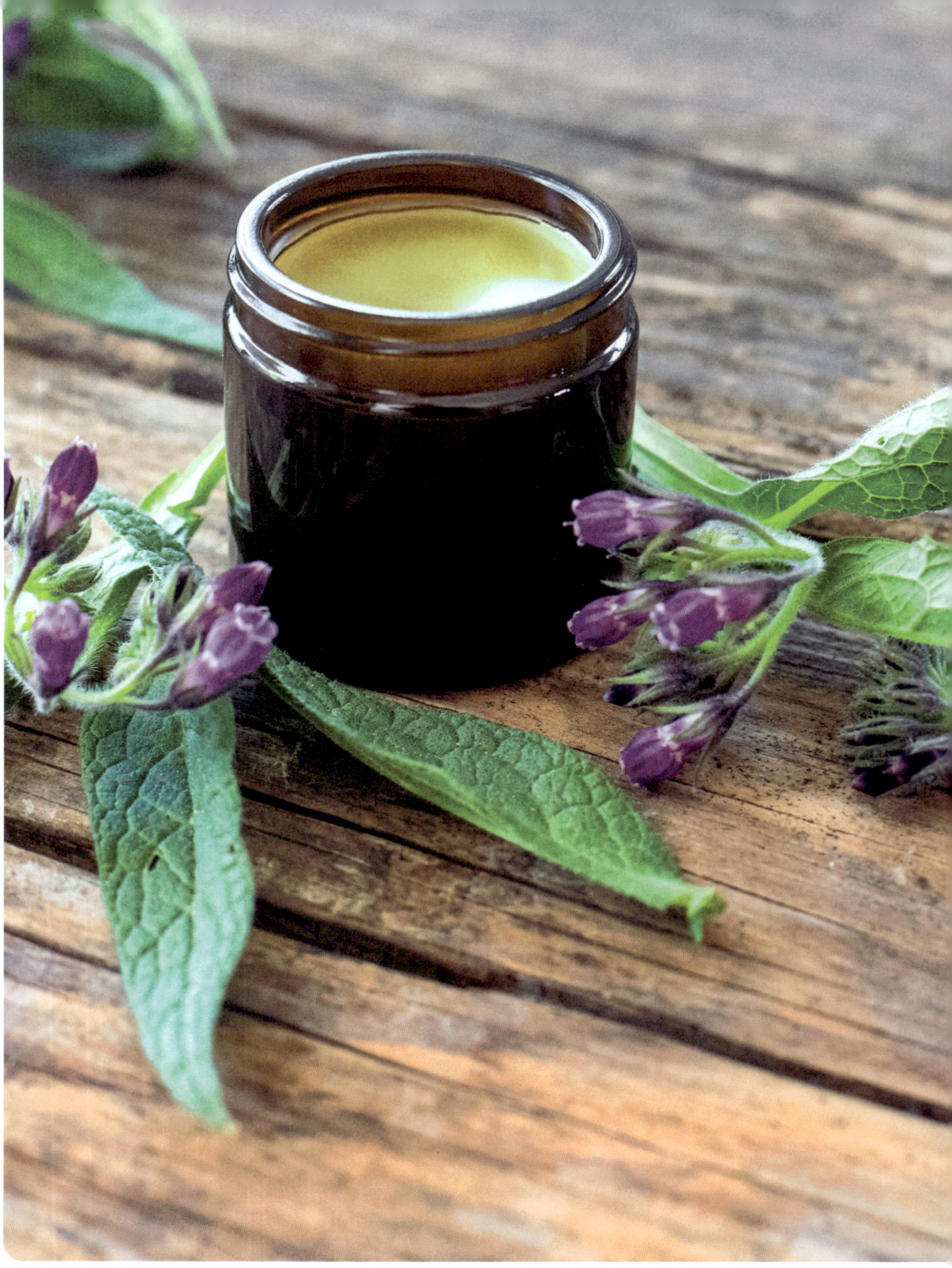

BEINWELLSALBE

Beinwellsalbe wird mit einem Ölauszug aus der gehaltvollen Wurzel hergestellt und ist ein Allroundmittel gegen stumpfe Verletzungen, Hautprobleme und Verspannungen. Für den Ölauszug folge der Anleitung auf S. 35. Verwendet werden getrocknete Beinwellwurzeln, die mit der Kaltmethode vier bis sechs Wochen in Olivenöl ausgezogen werden.

Folgende Zutaten und Utensilien sind erforderlich:

- 100 ml Beinwellöl
- 12–15 g Bienenwachs
- kleiner Topf für das Wasserbad
- hitzebeständiges Glasgefäß
- Holzstäbchen oder Glasstab
- Salbentiegel oder kleine Schraubgläser zur Aufbewahrung der fertigen Salbe, keimfrei (siehe S. 16)

So gehst du vor:

1. Beinwellöl und Bienenwachs im Wasserbad unter Rühren langsam erwärmen, bis das Wachs geschmolzen ist.
2. Einen Tropfen der Salbe auf einen kalten Teller geben, um die Konsistenz zu prüfen. Je nach Festigkeit mit mehr Wachs oder Öl nachbessern.
3. Die fertige Salbe in keimfreie Salbentiegel oder Schraubgläschen füllen und diese erst nach dem vollständigen Erkalten verschließen.

Wenn die Salbe auf mehrere kleine Gläser verteilt wird, bleiben die ungebrochenen Portionen bis zum Gebrauch keimfrei. Ein Spatel zum Entnehmen ist sehr hilfreich, um die Salbe so wenig wie möglich zu verunreinigen.

BREIUMSCHLAG AUS BEINWELLWURZELN

1. Frische Wurzeln zerkleinern, bis ein Brei entsteht.
2. Den Brei auf die betroffene Körperstelle auftragen und mit einem Tuch bedecken.
3. Den Breiumschlag mindestens eine und bis zu mehrere Stunden lang einwirken lassen.

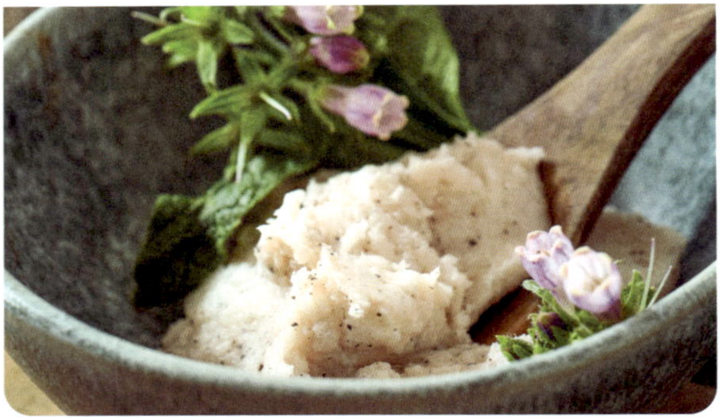

Breiumschläge bieten sich als Akuthilfe nicht nur bei Quetschungen, Verstauchungen, Zerrungen, Arthroseschmerzen und Verspannungen an, sondern auch bei Verbrennungen mit unverletzter Haut, Brustentzündungen, Insektenstichen sowie Pilz- und Nagelerkrankungen.
Beinwellwurzeln lassen sich auch bei unter 35 °C schonend trocknen (siehe S. 21) und danach zu Pulver zermahlen. Im Bedarfsfall für einen Umschlag aus dem Pulver und Wasser einen Brei anrühren und wie oben beschrieben anwenden.

BEINWELLBLÄTTER ALS BADEZUSATZ

1. 400–500 g frische oder getrocknete Beinwellblätter mit 5 L kaltem Wasser übergießen, sodass sie vollständig davon bedeckt sind, und über Nacht ausziehen lassen.
2. Die Blätter am nächsten Tag abseihen, die Flüssigkeit zum Sieden bringen und dann dem Badewasser beigeben. Für ein Sitzbad reicht die Hälfte des Kaltauszugs.

Wenn du Beinwell im Überfluss in deinem Garten hast, lassen sich die Blätter auch für ein Voll- oder Teilbad nutzen.
Der Badezusatz kann bei Akne, allergischen Ausschlägen, Amputationsschmerzen, Arthrose, Bandscheibenbeschwerden, Verspannungen, Durchblutungsstörungen, Ekzemen, Rheuma, Psoriasis, Neurodermitis und Knochenschmerzen helfen.

BEINWELLTINKTUR

Für die Zubereitung der Tinktur folge der Anleitung auf S. 27 mit folgenden Zutaten:

- 1 Handvoll frische oder ½ Handvoll getrocknete Beinwellwurzeln
- Alkohol mit 40–60 Vol.-%

Lass die sehr dunkle Tinktur für mindestens zwei und maximal sechs Wochen ziehen.

Die fertige Tinktur ist mindestens ein Jahr lang haltbar.
Bei Bindegewebsschäden, Blutergüssen, Narbenschmerzen und Venenerkrankungen kann Beinwellwurzel-Tinktur wertvolle Hilfe leisten.
Darüber hinaus lässt sie sich bei allen Leiden, die im Abschnitt zum Badezusatz genannt sind, verwenden (siehe S. 52).
Die Tinktur mehrmals am Tag als Umschlag oder Wickel auf die betroffene Stelle auflegen. Die Einwirkzeit beträgt mindestens eine Stunde.

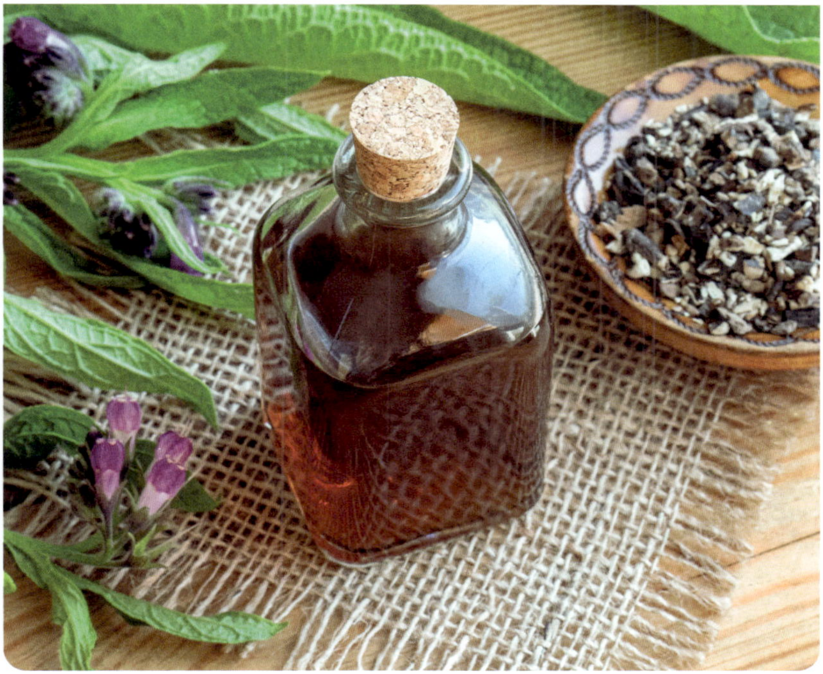

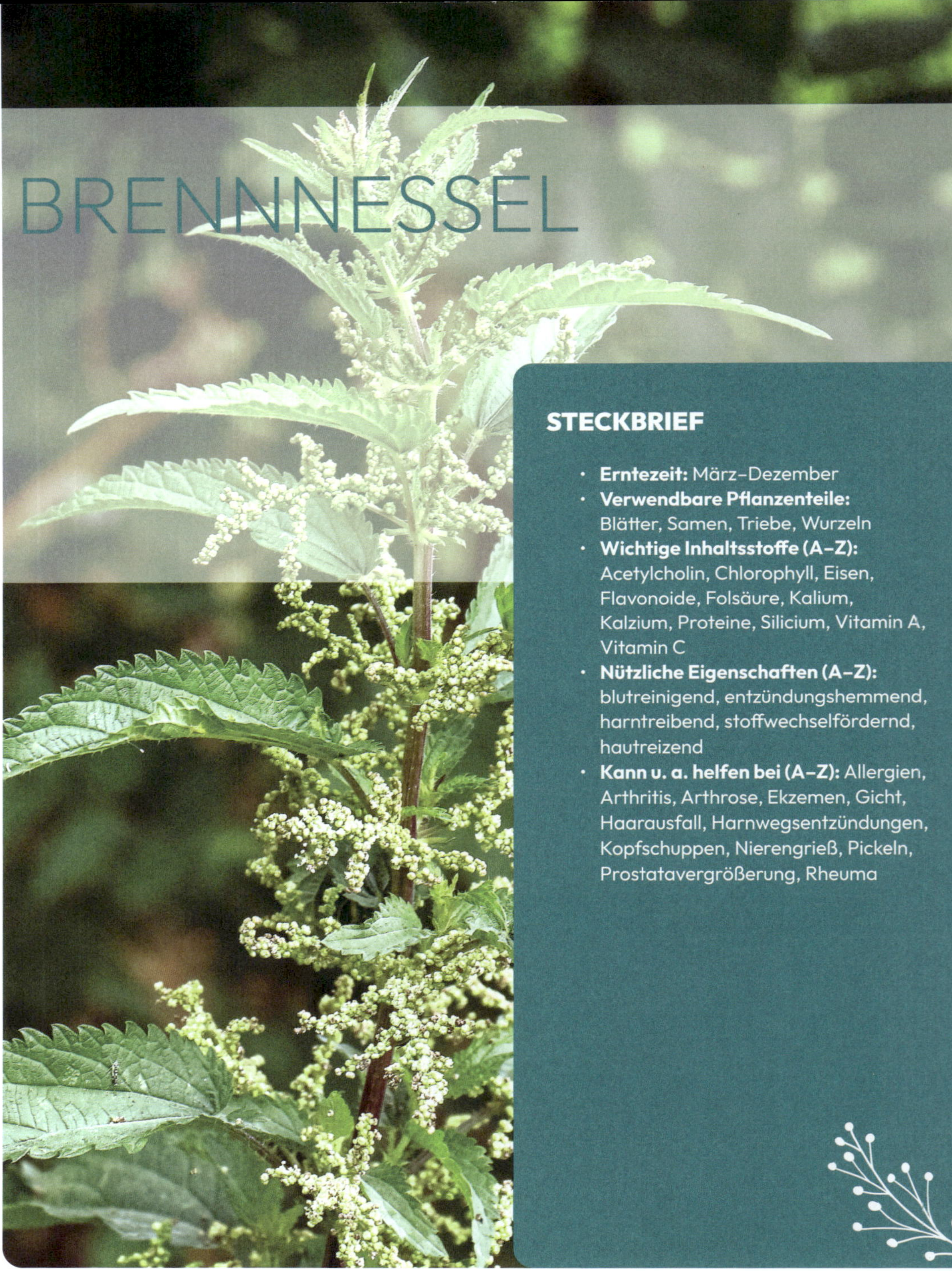

BRENNNESSEL

STECKBRIEF

- **Erntezeit:** März–Dezember
- **Verwendbare Pflanzenteile:** Blätter, Samen, Triebe, Wurzeln
- **Wichtige Inhaltsstoffe (A–Z):** Acetylcholin, Chlorophyll, Eisen, Flavonoide, Folsäure, Kalium, Kalzium, Proteine, Silicium, Vitamin A, Vitamin C
- **Nützliche Eigenschaften (A–Z):** blutreinigend, entzündungshemmend, harntreibend, stoffwechselfördernd, hautreizend
- **Kann u. a. helfen bei (A–Z):** Allergien, Arthritis, Arthrose, Ekzemen, Gicht, Haarausfall, Harnwegsentzündungen, Kopfschuppen, Nierengrieß, Pickeln, Prostatavergrößerung, Rheuma

Die Große Brennnessel, lat. *Urtica dioica*, wird auch Haarnessel, Hanfnessel, Scharfnessel, Tausendnessel, Donnernessel, Habernessel, Krauskopf, Tissel oder Zingel genannt. Die stark wassertreibende Pflanze hilft besonders gut, Entzündungen der Harnwege zu lindern, und kann auch leichte Gelenkschmerzen abklingen lassen. Voraussetzung ist, dass viel getrunken wird, damit die zahlreich enthaltenen Mineralien ihre Wirkung entfalten können.

Warnung: Brennnessel sollte bei Ödemen (Wasseransammlungen im Körper) durch Herz- und Niereninsuffizienz nur nach ärztlicher Rücksprache eingenommen werden.

ANBAUTIPPS

Wenn du die Brennnessel nicht ohnehin schon im Garten hast, lässt sie sich problemlos an halbschattigen bis schattigen Orten anbauen. Sie braucht sehr nährstoffreiche Erde; in der Natur ist sie deshalb eine Zeigerpflanze für stickstoffhaltigen Boden. Am besten wird entweder viel Kompost in die Erde eingearbeitet – oder du siedelst die Pflanze gleich in der Nähe des Komposthaufens an. Da sie viel Wasser braucht und tiefe sowie weitverzweigte Wurzeln ausbildet, eignet sich die Brennnessel nicht für den Balkon.
Anbauen lässt sich die Brennnessel entweder, indem Teile eines Wurzelstocks eingegraben werden, oder durch die Aussaat von Samen. Setze dazu von März bis Mai einzelne Samenkörner mit 25–30 cm Abstand auf die Erde, ohne sie damit zu bedecken (Lichtkeimer), und halte den Boden feucht. Nach etwa zwei Wochen zeigen sich dann die ersten Pflänzchen.
Wenn alles gut läuft, breiten sich die Brennnesseln schnell aus – fast schon zu schnell. Da die Pflanze sich aber z. B. in Form von Brennnesseljauche auch wunderbar zum Düngen des Gartens eignet, wirst du keine Schwierigkeiten haben, sie nutzbringend zu verarbeiten.
Geerntet werden die zarten Pflanzenspitzen vor der Blüte sowie später die Samen und Wurzeln.

Tipps zur Handhabung der Brennnessel: Trage bei der Ernte der Brennnesseln am besten Handschuhe, denn so verbrennst du dich nicht an dem Nesselgift, das freigesetzt wird, sobald die feinen Härchen der Pflanze berührt werden. Wenn du die Pflanzen nach der Ernte auf eine ebene Fläche legst und mehrmals mit einem Nudelholz darüberwalzt, wird das Nesselgift versprüht, ohne dass deine Hände damit in Kontakt kommen müssen. Danach lassen sich die Pflanzenteile unbeschadet anfassen und verarbeiten.

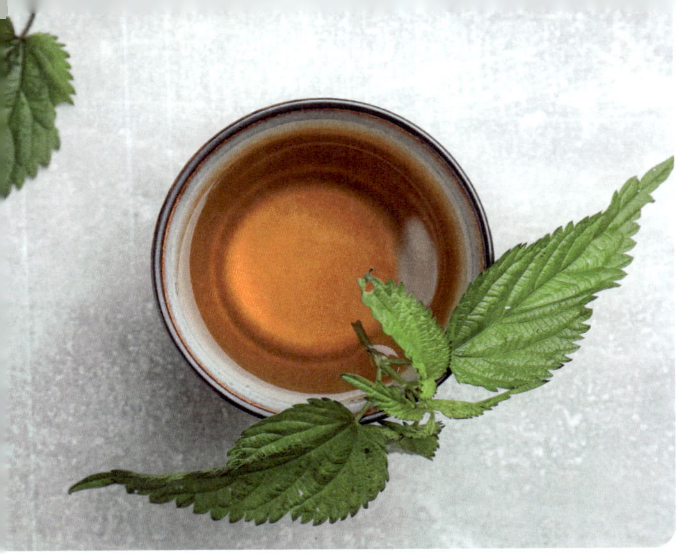

BRENNNESSEL-TEE

Die hauptsächlich stoffwechselfördernden, entwässernden und entschlackenden Eigenschaften der Brennnessel lassen sich am einfachsten mit einem Teeaufguss zunutze zu machen.

1. 3–4 TL getrocknete oder 3–4 EL frische zerkleinerte Brennnesselblätter mit 250 ml kochendem Wasser übergießen.
2. Frische Blätter maximal 5 min, getrocknete 10 min ziehen lassen, dann abseihen und trinken (siehe S. 23).

Hinweis: Da der Tee harntreibend wirkt, empfiehlt es sich dringend, zusätzlich sehr viel zu trinken, damit der Körper nicht zu viel Flüssigkeit verliert. Eine Entwässerungskur mit maximal drei Tassen Tee am Tag sollte sich höchstens über drei Wochen erstrecken.

Für die äußerliche Anwendung als Haarspülung den Tee 15 min lang ziehen und abkühlen lassen. Den Sud in die Kopfhaut einmassieren, mit einem Handtuch abdecken und etwa eine Stunde einwirken lassen. Die Haare danach wie gewohnt waschen.

BADEZUSATZ

3 Handvoll frische oder ½ Handvoll getrocknete Brennnesseln mit 2 L kochendem Wasser aufgießen und 15 min ziehen lassen. Die Blätter abseihen und den Sud ins Badewasser geben. Als Badezusatz kann die Brennnessel die Durchblutung fördern und Hautallergien lindern.

BRENNNESSELWURZEL-AUSZUG

1. 1–3 TL Brennnesselwurzel mit 250 ml Wasser übergießen und 1 min aufkochen.
2. Weitere 10 min abgedeckt ziehen lassen, dann abseihen.

Ein Auszug aus der Brennnesselwurzel wirkt harntreibend und kann bei beginnender gutartiger Prostatavergrößerung das Wasserlassen erleichtern. Trink täglich bis zu drei Tassen des Tees. Nach drei Wochen eine mehrwöchige Pause einlegen.

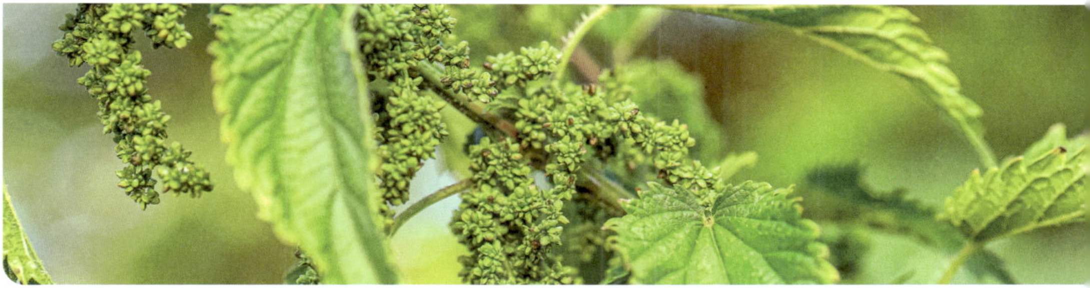

BRENNNESSELSAMEN ALS PROTEINLIEFERANTEN

Brennnesselsamen haben einen hohen Eiweißanteil und enthalten viele essenzielle Fettsäuren. Damit sind sie ein gutes natürliches Nahrungsergänzungsmittel für Menschen mit erhöhtem Bedarf an Proteinen (z. B. Kinder und ältere Menschen), aber auch für alle, die Sport treiben. Die Samen schmecken leicht nussig und können sehr gut in Salate, Müslis, Soßen, Kräuterquark, Smoothies und andere Speisen gemischt werden. Alternativ lassen sich die Samen auch zu feinem Pulver mörsern oder zermahlen. Wer es etwas krosser mag, kann die Samen auch leicht anrösten.

Gesammelt werden am besten von Ende Juli bis Anfang November die Samenbüschel weiblicher Pflanzen, die grün oder braun sind und herabhängen, während die männlichen heller sind und senkrecht von der Pflanze abstehen. Die Samen von den Rispen streifen und am besten an der Luft oder im Backofen bei unter 40 °C vollständig durchtrocknen lassen, weil sie zur Schimmelbildung neigen. Trocken verwahrt, sind die Samen bis zu ein Jahr haltbar.

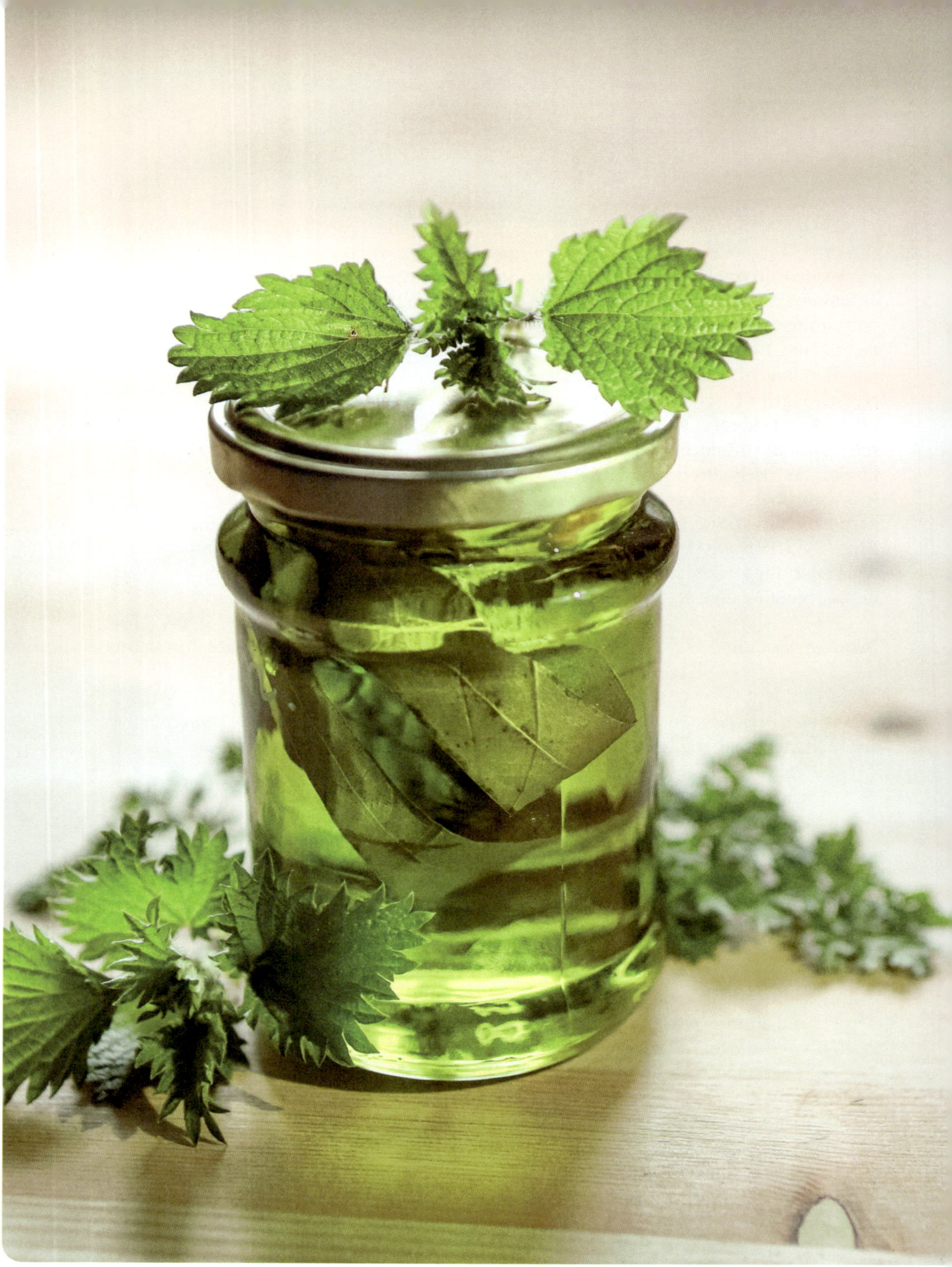

BRENNNESSELSIRUP OHNE KRISTALLZUCKER

Für jeden Geschmack gibt es eine andere Art, sich die gesunden Inhaltsstoffe der Brennnessel nutzbar zu machen. Der Brennnesselsirup aus dem folgenden Rezept besitzt das typische „grün-frische“ Aroma der Pflanze und eignet sich sehr gut, um schmackhafte Vitaldrinks zu mixen. Es werden frische Brennnesseltriebe (etwa die obersten 10 cm der Pflanze, gerne auch mit Blüten) verwendet. Ernte die Triebe am besten an einem trockenen Tag zur Mittagszeit, wenn der Morgentau abgetrocknet ist.

Benötigt werden:

- 1 Handvoll frische Brennnesseltriebe
- 200 ml Wasser
- 250 ml Honig oder Agavendicksaft
- 3 EL Zitronensaft

So geht's:

1. Wasser und Honig oder Agavendicksaft mit Zitronensaft aufkochen und abkühlen lassen.
2. Brennnesseltriebe in der Mischung 6 Stunden bei Zimmertemperatur und anschließend 24 Stunden im Kühlschrank ziehen lassen.
3. Erst durch ein Sieb abseihen und dann am besten durch einen Kaffee- oder Teefilter laufen lassen.
4. Die Mischung noch einmal kurz aufkochen und noch heiß in keimfreie Flaschen (siehe S. 16) abfüllen.

Bei sauberer Arbeitsweise hält der Sirup im Kühlschrank mehrere Monate lang.
Für einen köstlichen Vitaldrink verdünne den Brennnesselsirup mit Wasser und mische beispielsweise frisch gepressten Obstsaft dazu. Auch Vitamin-Smoothies lassen sich mit dem Sirup versüßen und gleichzeitig durch die Mineralien und Eiweiße der Brennnessel ergänzen.

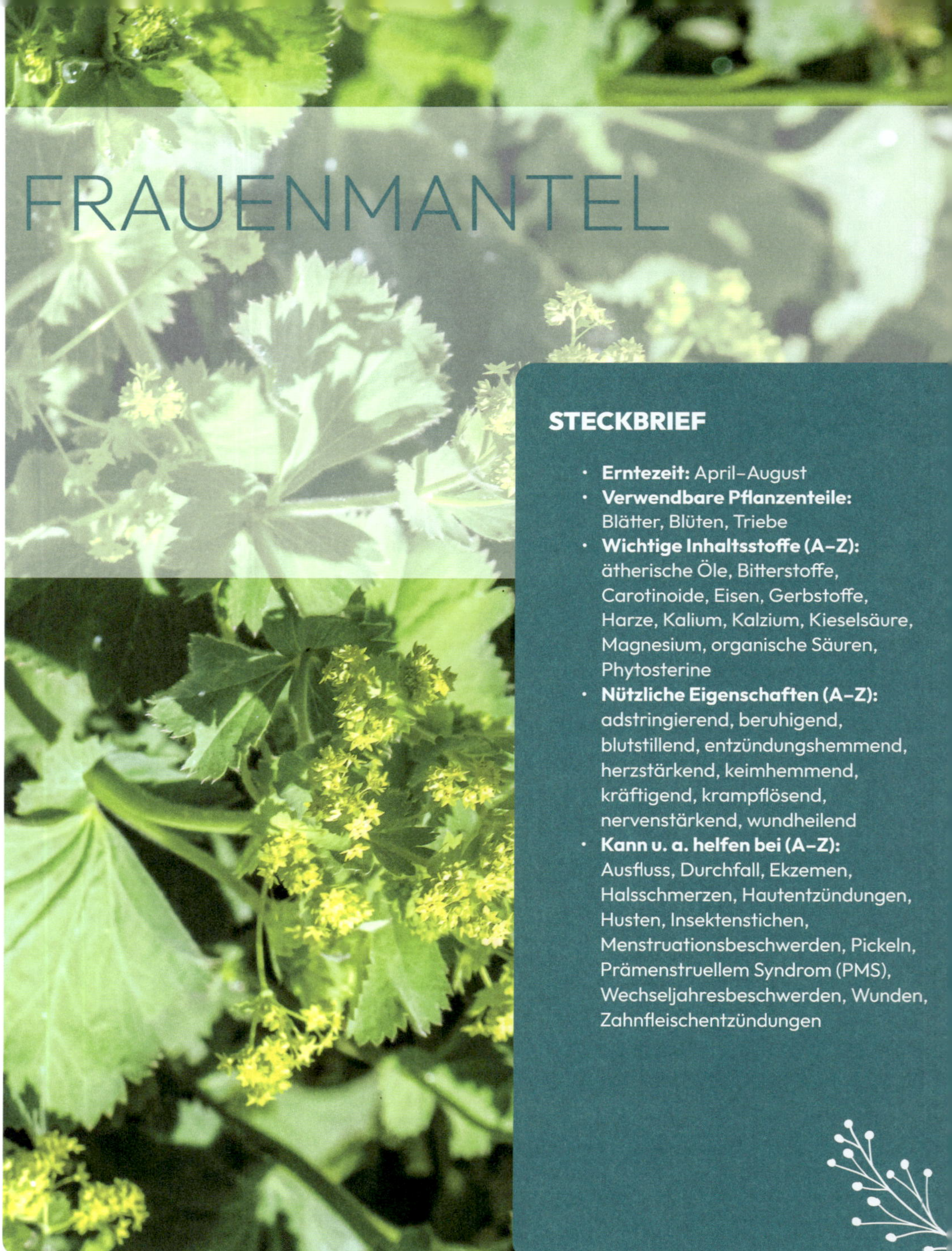

FRAUENMANTEL

STECKBRIEF

- **Erntezeit:** April–August
- **Verwendbare Pflanzenteile:** Blätter, Blüten, Triebe
- **Wichtige Inhaltsstoffe (A–Z):** ätherische Öle, Bitterstoffe, Carotinoide, Eisen, Gerbstoffe, Harze, Kalium, Kalzium, Kieselsäure, Magnesium, organische Säuren, Phytosterine
- **Nützliche Eigenschaften (A–Z):** adstringierend, beruhigend, blutstillend, entzündungshemmend, herzstärkend, keimhemmend, kräftigend, krampflösend, nervenstärkend, wundheilend
- **Kann u. a. helfen bei (A–Z):** Ausfluss, Durchfall, Ekzemen, Halsschmerzen, Hautentzündungen, Husten, Insektenstichen, Menstruationsbeschwerden, Pickeln, Prämenstruellem Syndrom (PMS), Wechseljahresbeschwerden, Wunden, Zahnfleischentzündungen

Der Gemeine Frauenmantel, lat. *Alchemilla vulgaris*, wird auch Alchemistenkraut, Marienkraut, Frauenhilf, Tränenschön, Wasserkelchblume oder Gewittergras genannt.
Er enthält u. a. Pflanzenhormone, die dem Progesteron ähnlich sind, was dazu beitragen kann, dass der weibliche Zyklus regelmäßiger verläuft. Neben dieser Funktion als klassisches Frauenkraut unterstützt Frauenmantel durch seine durchblutungsfördernden Eigenschaften aber auch die Gesundheit und Potenz von Männern. Das Kraut kann darüber hinaus bei Verdauungsproblemen helfen und entzündungshemmend wirken.

Hinweise: Verwechselt werden kann der Gemeine Frauenmantel mit anderen Frauenmantelarten, die zwar nicht giftig sind, aber auch bei Weitem nicht so viele heilende Inhaltsstoffe enthalten.
Während der Schwangerschaft wird Frauenmantel besser nur zu Beginn und gegen Ende eingesetzt.

ANBAUTIPPS

Frauenmantel benötigt einen feuchten Standort im Halbschatten; in der Sonne wächst er nur, wenn er genügend Wasser bekommt. Da Frauenmantel ein Licht- und Frostkeimer ist, werden die Samen am besten von Oktober bis Januar im Abstand von ca. 40 cm ausgesät und nicht mit Erde bedeckt.
Eine Vermehrung gelingt aber auch durch Pflanzenteilung: Dazu den Wurzelstock einer Pflanze ausgraben und mit dem Spaten in mehrere etwa faustgroße Stücke teilen. Diese können nun am gewünschten Standort eingepflanzt werden. Damit sie gut anwachsen, konstant feucht halten.

FRAUENMANTEL ALS BADEZUSATZ

1. 100 g getrocknetes oder 200 g frisches Frauenmantelkraut mit 2 L kochendem Wasser übergießen.
2. Nach 15 min Ziehzeit abseihen und dem Badewasser hinzufügen.

Ein Bad mit Frauenmantelkraut verbessert die Durchblutung und kann damit die Haut – auch die der Brüste – kräftigen und straffen und Schwangerschaftsstreifen entgegenwirken. Beruhigende, wundheilende und entzündungshemmende Wirkstoffe lindern zudem Juckreiz, Ekzeme, Entzündungen und Scheidenausfluss. Bei Unterleibsschmerzen kann das Bad entspannen.

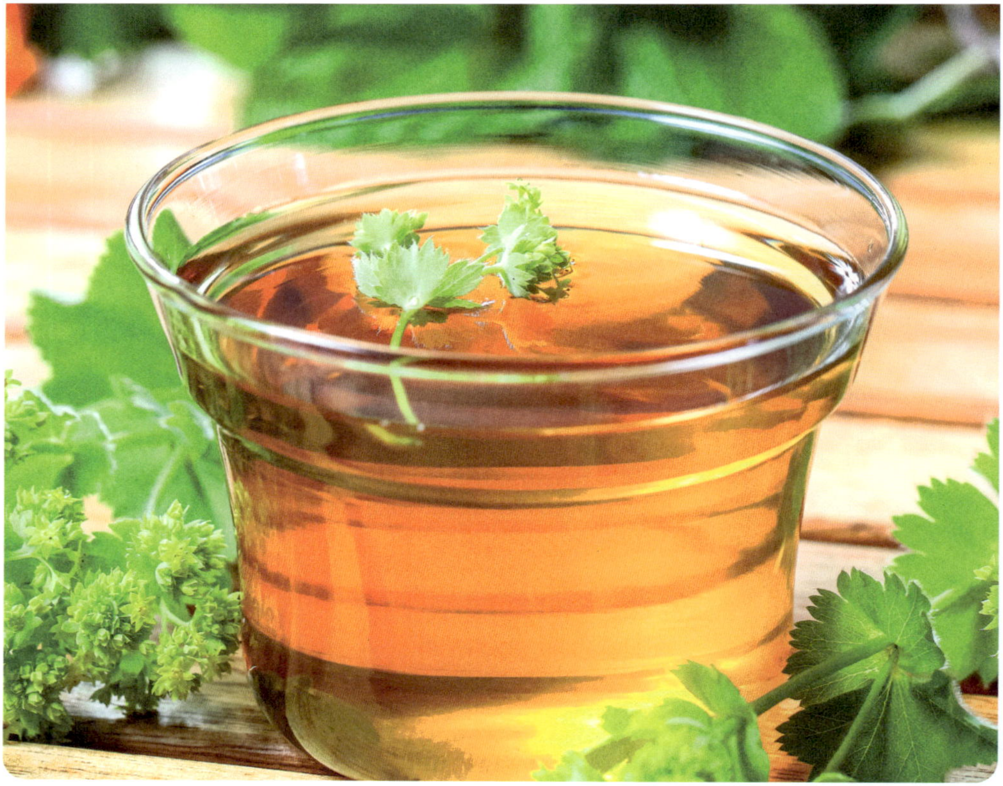

FRAUENMANTELTEE

1. 1 TL getrocknetes oder 1 EL frisches Frauenmantelkraut (Blüten und Blätter) mit 150–200 ml kochendem Wasser übergießen und abgedeckt etwa 10 min (frische Blätter ca. 2 min, siehe S. 23) ziehen lassen.
2. Den Tee abseihen und warm genießen.

Eine Teekur mit zwei Tassen Tee pro Tag wird am besten nur über maximal drei Monate durchgeführt. Danach einen Monat pausieren und ggf. wiederholen.

Bei diesen Beschwerden kann Frauenmanteltee Erleichterung bringen:

Menstruation, PMS und Wechseljahre: Der Tee gilt als große Hilfe, wenn es darum geht, Zyklusschwankungen auszugleichen. Dazu in der zweiten Zyklushälfte täglich bis zu zwei Tassen Tee trinken und danach zwei Wochen pausieren. Außerdem kann die entspannende Wirkung des Tees dazu beitragen, Menstruationskrämpfe zu lindern.

Schwangerschaft und Geburt: Zu Beginn der Schwangerschaft kann Frauenmanteltee die Beckenorgane stärken und das Risiko einer Fehlgeburt mindern. Sobald sich die Eizelle eingenistet hat, wird empfohlen, Frauenmantel nicht mehr einzunehmen und sich die durchblutungs- und wehenfördernden Eigenschaften des Krauts erst wieder gegen Ende der Schwangerschaft zur Geburtsvorbereitung zunutze zu machen. Nach der Geburt fördert der Tee bei vielen Frauen den Milchfluss und unterstützt die Rückbildung sowie die Heilung von Verletzungen, die durch die Geburt entstanden sind.

Gegen Entzündungen: Der Tee wird als Gurgelwasser gegen Zahnfleischprobleme und Halsschmerzen angewendet. Bei Bindehautentzündung lässt er sich für ein Augenbad nutzen. In Tee getränkte Umschläge werden dazu eingesetzt, Wundblutungen zu stillen und entzündete Wunden schneller abheilen zu lassen.

Stärkende Wirkung für Männer: Bei vielen Männern wirkt Frauenmanteltee durchblutungsfördernd und potenzsteigernd und unterstützt auch das Abschwellen der Prostata.

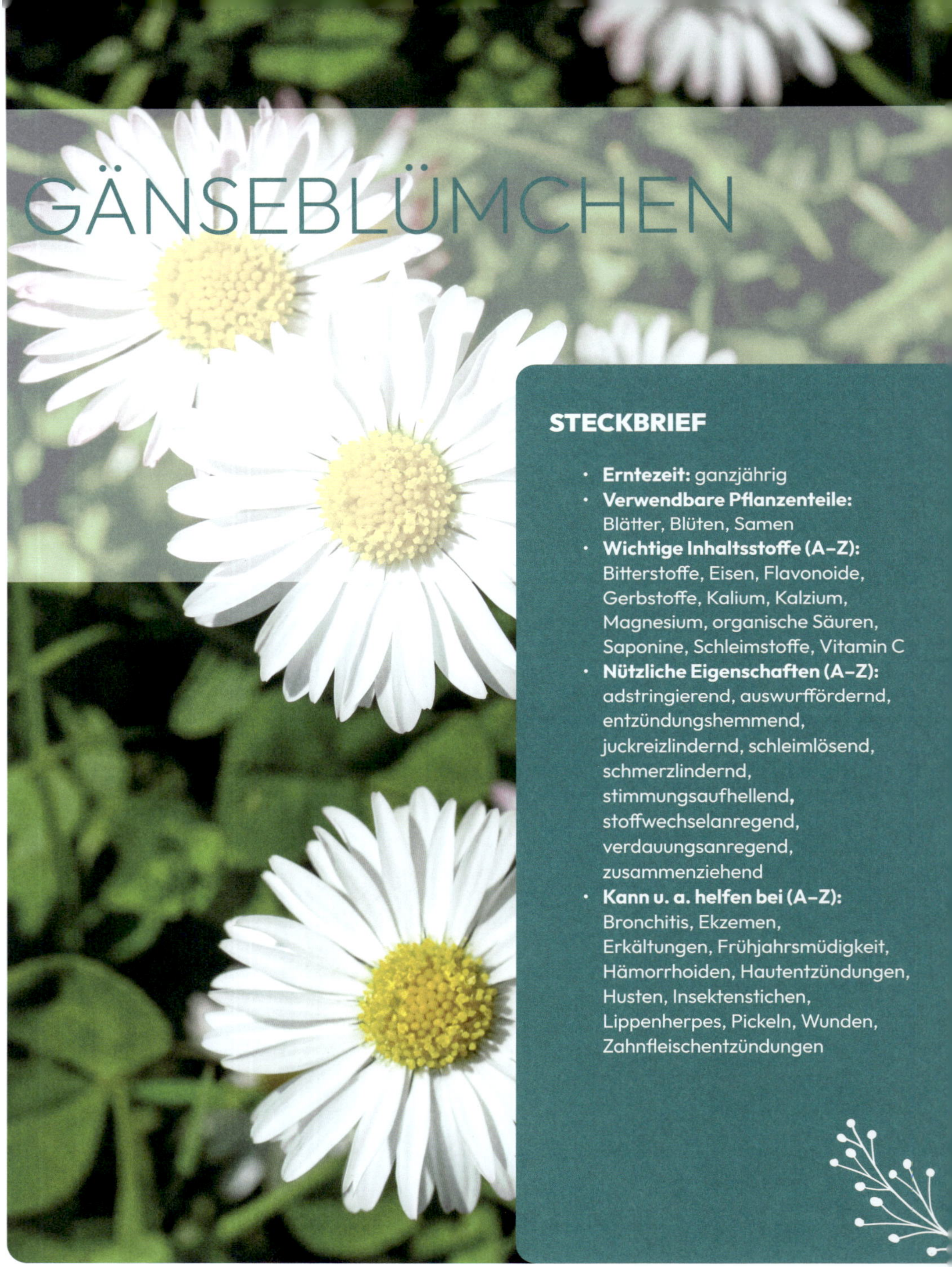

GÄNSEBLÜMCHEN

STECKBRIEF

- **Erntezeit:** ganzjährig
- **Verwendbare Pflanzenteile:** Blätter, Blüten, Samen
- **Wichtige Inhaltsstoffe (A–Z):** Bitterstoffe, Eisen, Flavonoide, Gerbstoffe, Kalium, Kalzium, Magnesium, organische Säuren, Saponine, Schleimstoffe, Vitamin C
- **Nützliche Eigenschaften (A–Z):** adstringierend, auswurffördernd, entzündungshemmend, juckreizlindernd, schleimlösend, schmerzlindernd, stimmungsaufhellend, stoffwechselanregend, verdauungsanregend, zusammenziehend
- **Kann u. a. helfen bei (A–Z):** Bronchitis, Ekzemen, Erkältungen, Frühjahrsmüdigkeit, Hämorrhoiden, Hautentzündungen, Husten, Insektenstichen, Lippenherpes, Pickeln, Wunden, Zahnfleischentzündungen

Das Gänseblümchen, lat. *Bellis perennis*, wird u. a. auch Augenblümchen, Angerblümlein, Gänselieschen, Marienblümchen, Maßliebchen, Regenblume oder Tausendschön genannt. Gänseblümchen werden gerne genommen, um die Frühjahrsmüdigkeit zu vertreiben und die Stimmung aufzuhellen. Die Inhaltsstoffe der kleinen Blume lösen Schleim während einer Erkältung und lindern Halsschmerzen. Gänseblümchen haben darüber hinaus einen beruhigenden Effekt auf die Verdauung und können das Abheilen von Hautproblemen, Ekzemen und kleinen Wunden unterstützen.

ANBAUTIPPS

Wenn nicht ohnehin schon Gänseblümchen auf der Wiese in deinem Garten wachsen, kannst du sie sehr einfach aussäen. Da die kleinen Pflanzen Lichtkeimer sind, reicht es, die Samen auf die Wiese zu streuen und immer leicht feucht zu halten. Nach der ersten Blüte verstreuen die Blümchen dann selbst ihre Samen und vermehren sich auch über Wurzelausläufer.
Gänseblümchen bevorzugen sonnige bis halbschattige, nährstoffre che, ausreichend feuchte Böden – Voraussetzungen, die bei einer Wiese meist gegeben sind. Dass die Wiese ab und zu gemäht wird, kommt dem Tausendschönchen zugute, denn so bekommen seine Blätter immer genug Licht und die Pflanze bildet immer wieder neue Blüten aus. Wenn der Rasen ab und zu gedüngt wird, profitiert auch das Gänseblümchen davon.
Im Topf auf dem Balkon gezogen, braucht das Gänseblümchen immer ausreichend Wasser und ab und an ein wenig Dünger.

FRISCHE GÄNSEBLÜMCHEN GEGEN JUCKREIZ UND INSEKTENSTICHE

Als akutes Mittel gegen Schwellung und Juckreiz bei Insektenstichen verteile den Saft frisch zerriebener Blätter auf der betroffenen Stelle und lass ihn einige Zeit einwirken.

GÄNSEBLÜMCHENEXTRAKT

1 Handvoll Blüten und Blätter in 1 L kaltem Wasser ca. 6 Stunden lang ziehen lassen und anschließend abseihen.

Gänseblümchenextrakt kann als Mundwasser bei Mundschleimhautentzündungen und für Umschläge verwendet werden.

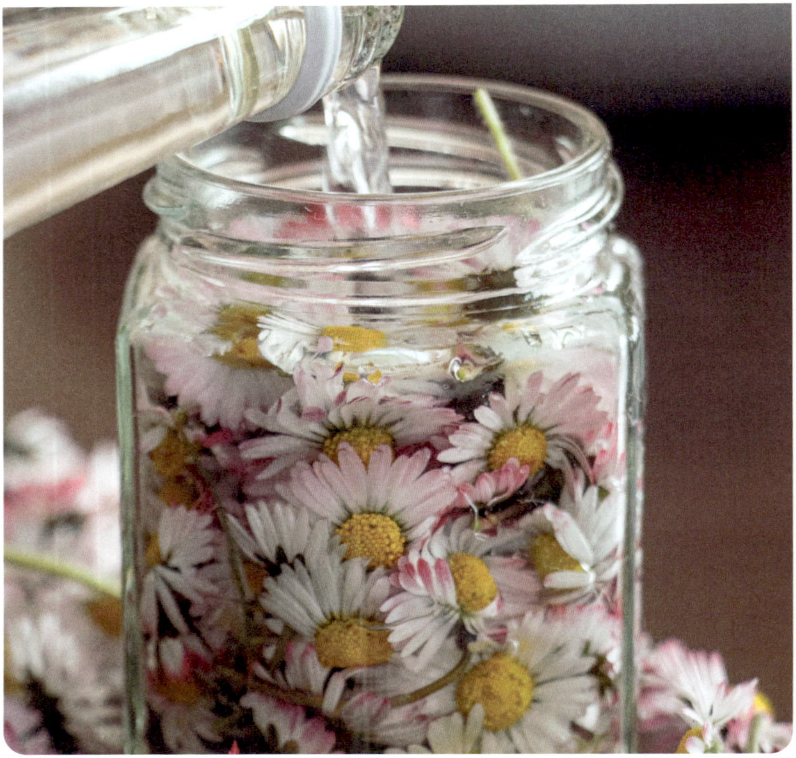

GÄNSEBLÜMCHEN-TINKTUR

Für eine alkoholische Tinktur folge der Anleitung auf S. 27 mit diesen Zutaten:

- 1 Handvoll Gänseblümchenköpfe, angewelkt
- Trinkalkohol mit mindestens 40 Vol.-%

Lass die Blüten drei bis vier Wochen im Alkohol ausziehen. Es ergibt sich eine olivgrüne Flüssigkeit, die am besten in einer beschrifteten Braunglasflasche aufbewahrt wird.

So vielseitig ist die Tinktur anwendbar:

- Bei Akne, Mitessern und unreiner Haut ein Kosmetikpad mit der Tinktur tränken (pur oder 1 : 1 mit Wasser verdünnt) und damit das Gesicht reinigen.
- Ausschläge und kleine Wunden können sanft mit der (verdünnten) Tinktur betupft werden.
- Gegen Erkältungen und Frühjahrsmüdigkeit nimm bis zu dreimal täglich 10–50 Tropfen pur oder mit Wasser verdünnt ein.
- Bei Entzündungen am Zahnfleisch 5–10 Tropfen Tinktur in ½ Glas Wasser geben und den Mundraum gründlich damit ausspülen. Mehrmals täglich wiederholen.

Bei sauberer Arbeitsweise ist die alkoholische Tinktur mindestens ein Jahr haltbar.

Tipp: Die rosa Blüten des Gänseblümchens enthalten Anthocyane und damit Pflanzenfarbstoffe, die eine antioxidative Wirkung haben. Damit lassen sich der Alterungsprozess der Haut verzögern und die Hautzellen vor Schädigungen bewahren.

GÄNSEBLÜMCHEN-ESSIGTINKTUR

Gerade für Kinder oder Menschen mit empfindlicher Haut ist ein Auszug mit Essig eine sanftere Alternative zur Variante mit Alkohol. Die ausgezogenen Inhaltsstoffe sind nicht exakt identisch, aber die Wirkungsweise ist ähnlich. Stelle nach der Anleitung auf S. 29 eine Essigtinktur aus einer Handvoll frischer, angewelkter Blütenköpfe in ausreichend naturtrübem Apfelessig her und lass die Mischung für etwa zwei Wochen ziehen. Die Essigtinktur hält sich bei sauberer Arbeitsweise mindestens ein halbes Jahr.

GÄNSEBLÜMCHENÖL

Folge der Anleitung für einen Ölauszug auf S. 35 mit diesen Zutaten:

- 1 Handvoll getrocknete Gänseblümchenblüten
- Pflanzenöl (siehe S. 37).

Für einen Kaltauszug die Blüten drei bis fünf Wochen im Öl ziehen lassen, für einen Heißauszug 90–120 min bei 40 °C oder 60 min bei 60 °C.

So lässt sich das heilsame Öl anwenden:

- Zur Schmerzlinderung und zum schnellen Verheilen kleiner Wunden oder Schnitte mehrmals täglich die betroffene Stelle mit einem in Öl getränkten Tuch abtupfen.
- Auf Hautpartien, die für Dehnungsstreifen anfällig sind, hilft eine regelmäßige Ölmassage, den unschönen Hautrissen entgegenzuwirken.
- Zur Hautreinigung das Öl vorsichtig auf der trockenen Haut verreiben und mit einem feuchten Tuch entfernen.
- Zur Pflege unreiner oder trockener Haut sowie bei Akne, Neurodermitis oder Herpes wird das Öl auf die nasse Haut aufgetragen und nur vorsichtig abgetupft.

GÄNSEBLÜMCHENSALBE

Folge der Anleitung zur Herstellung einer Salbe auf S. 39 mit diesen Zutaten:

- 100 ml Gänseblümchenöl (siehe oben)
- 5 g Bienenwachs, alternativ 2 ½ g Carnaubawachs
- 10 g Lanolin

Die Salbe wird bei Wunden und Schnitten und sogar bei Prellungen und blauen Flecken eingesetzt. Regelmäßig angewendet, kann sie gegen Pigment- und Altersflecken sowie in der Stillzeit gegen wunde Brustwarzen helfen.

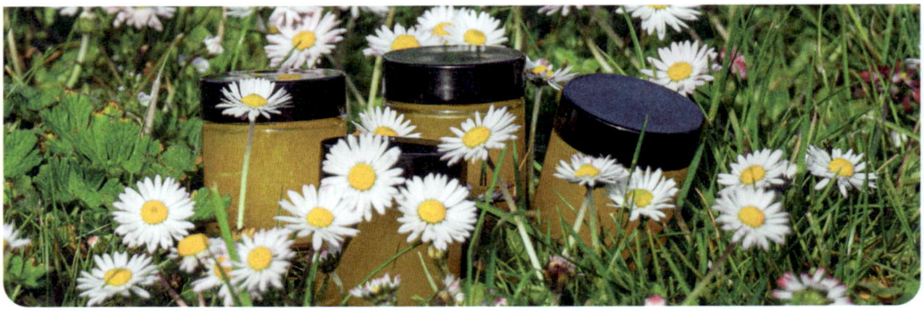

GÄNSEBLÜMCHENTEE

1. 2 TL getrocknete oder 4 EL frische Blüten mit 150–200 ml sprudelnd kochendem Wasser übergießen.
2. Zugedeckt 10–15 min ziehen lassen (frische Blüten 2–3 min, siehe S. 23) und den Tee noch warm genießen.

Bei akuten Beschwerden zwei- bis dreimal am Tag eine Tasse Tee trinken.
Gänseblümchentee tut besonders gut bei Husten und Schnupfen, weil er entzündungshemmend wirkt und helfen kann, den Schleim zu lösen.
Da die kleinen Blumen den Stoffwechsel anregen, vermag der Tee Frühjahrsmüdigkeit zu vertreiben.
Außerdem wird er gerne zur allgemeinen Stimmungsaufhellung getrunken.
Für die äußerliche Anwendung bei Akne und Lippenherpes, aber auch bei Neurodermitis und Schuppenflechte betupfe die zu behandelnden Hautstellen mehrmals am Tag mit abgekühltem Tee.
Bei blauen Flecken und kleinen Wunden ein Stück Baumwoll- oder anderen Naturstoff in die Flüssigkeit tauchen, ausdrücken und auf der betroffenen Stelle für eine Weile fixieren, z. B. mit einem Baumwolltuch.

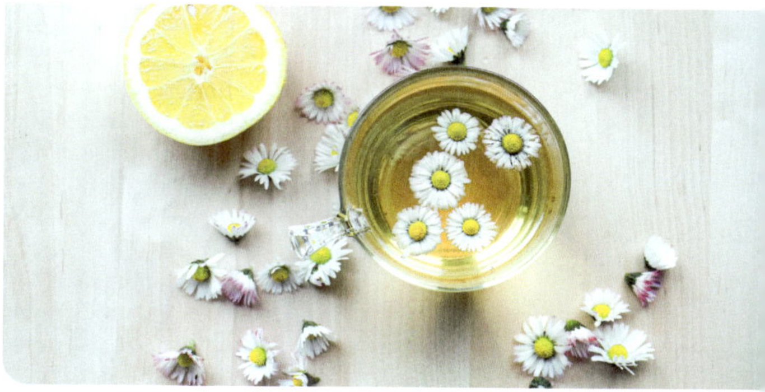

GÄNSEBLÜMCHEN IN DER ERNÄHRUNG

Das Gänseblümchen strotzt geradezu vor gesunden Inhaltsstoffen. Beispielsweise stärkt Vitamin C die Abwehrkräfte, während Magnesium, Kalzium, Kalium und Eisen helfen, den Mineralstoffbedarf des Körpers zu decken.
Deshalb ist es eine gute Idee, Gänseblümchen einfach frisch von der Wiese weg zu essen und sich damit auf die denkbar einfachste Art und Weise eine kleine Portion gesunder Vitalstoffe einzuverleiben. Ihr herbnussiger Geschmack ist nicht nur pur ein Genuss, sondern passt u. a. auch als Topping aufs Brot, zu Salaten und Suppen, zu herzhaften und süßen Quarkzubereitungen, Desserts und vielem mehr.

HOLUNDER

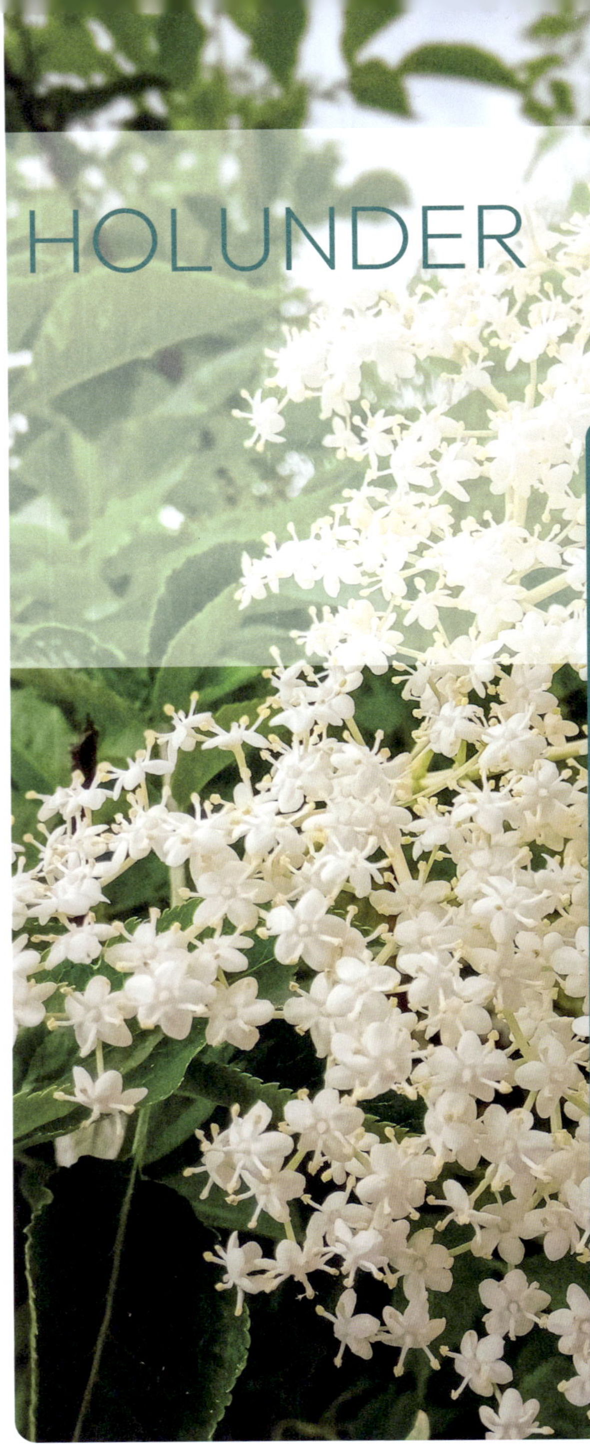

STECKBRIEF

- **Erntezeit:** April–Juni (Blüten), September–November (Beeren)
- **Verwendbare Pflanzenteile:** Blätter, Blüten, Früchte
- **Wichtige Inhaltsstoffe (A–Z):** ätherische Öle, Carotinoide, Flavonoide (u. a. Anthocyane), Glykoside (u. a. Sambunigrin), Kalium, Kalzium, Phosphor, Phytosterine, Vitamin A, Vitamin B, Vitamin C
- **Nützliche Eigenschaften (A–Z):** antibakteriell, antioxidativ, antiviral, auswurffördernd, entzündungshemmend, fiebersenkend, harntreibend, immunstimulierend, schleimlösend, schmerzlindernd, schweißtreibend, stoffwechselfördernd
- **Kann u. a. helfen bei (A–Z):** Augenschwäche, Bronchitis, Erkältungen, Fieber, Gicht, Grippe, Halsschmerzen, Harnwegsentzündungen, Husten, Nasennebenhöhlenentzündung, Rheuma

Der Schwarze Holunder, lat. *Sambucus nigra*, wird auch Ellhorn, Flieder, Schwarzholder, Holderbusch, Eller, Holder, Höller oder Kelkenbusch genannt. Holunder ist ideal bei einer beginnenden Erkältung, denn er enthält u. a. viel Vitamin C sowie Wirkstoffe, die die körpereigenen Abwehrmechanismen unterstützen und helfen, Krankheitserreger und Entzündungen zu reduzieren. Ätherische Öle sorgen dafür, dass sich Schleim löst.

Hinweise: Verwechslungsgefahr besteht mit dem giftigen Zwergholunder (Attich). Dieser Strauch hat jedoch eine geringere Wuchshöhe und seine Blüten und Früchte stinken geradezu, während die des Holunders süßlich-angenehm duften. Die Früchte des Attichs stehen außerdem aufrecht, während die Fruchtdolden des Holunders herabhängen.
Die Beeren sollten nur im reifen Zustand und erst dann verzehrt werden, wenn sie auf 80 °C erhitzt wurden. Durch das Erhitzen wird das Gift Sambunigrin unschädlich gemacht, das Übelkeit, Erbrechen und Durchfall verursachen kann.

ANBAUTIPPS

Der Holunder wächst in nährstoffreichem Boden an schattigen und auch sonnigen Orten, solange er genügend Wasser bekommt. Eine Mulchschicht aus geschnittenem Rasen und Blättern um den Strauch herum gewährleistet, dass das Wasser nur langsam aus dem Boden verdunstet und dass für Nachschub an Nährstoffen gesorgt ist. Staunässe verträgt er jedoch nicht gut. Vermehren lässt sich der Holunder beispielsweise im Sommer über Stecklinge. Dazu werden 10–15 cm lange Triebe abgeschnitten, die am unteren Ende schon ein wenig verholzt sind und nach oben hin mindestens zwei Blattknoten haben. Setze die Stecklinge in Blumentöpfe, die mit herkömmlicher Blumenerde oder einem Erde-Sand-Gemisch gefüllt sind. Die Ableger wachsen besonders gut, wenn sie – warm, ohne direkte Sonneneinstrahlung und immer ausreichend gewässert – Wurzeln treiben können, bis sie im nächsten Frühjahr in den Garten ausgepflanzt werden. Eine Abdeckung aus transparentem Material fördert bis dahin zusätzlich das Wachstum. Alle paar Tage die Abdeckung kurz entfernen, damit Pflanze und Boden nicht anfangen zu schimmeln.
Holunderblüten können von April bis Juni gesammelt werden, am besten an trockenen Tagen um die Mittagszeit. Im gleichen Zeitraum wie die Blüten haben auch die Blätter die meisten gesunden Wirkstoffe gespeichert. Die Beeren sind zwischen September und November reif.

HOLUNDERBLÜTENTEE

1. 1 Handvoll getrocknete oder 2 Handvoll frische Holunderblüten mit 150–200 ml Wasser übergießen.
2. Den Tee 5–10 min abgedeckt ziehen lassen (frische Blüten ca. 2 min, siehe S. 23), dann abseihen und noch warm trinken.

Pro Tag können zwei bis drei Tassen getrunken werden.

So vielfältig kann der Tee positiv auf deine Gesundheit einwirken:

- Der Tee hilft, hartnäckig festsitzenden Schleim in den Bronchien, aber auch in den Nasennebenhöhlen zu lösen.
- Der Tee wirkt auch heilungsfördernd und schweißtreibend bei Fieber.
- Bei Zahnschmerzen behalte den Tee einige Minuten im Mund, denn er wirkt entzündungshemmend und verschafft sanfte Linderung. Mehrmals am Tag wiederholen.
- Der Tee wirkt anregend auf den Kreislauf, kann die Stimmung aufhellen und so bei Depressionen und Ängsten helfen.
- Auch regt der Tee die Verdauung an, wirkt stoffwechselfördernd und blutreinigend und kann so Beschwerden bei Rheuma und Gicht mindern.

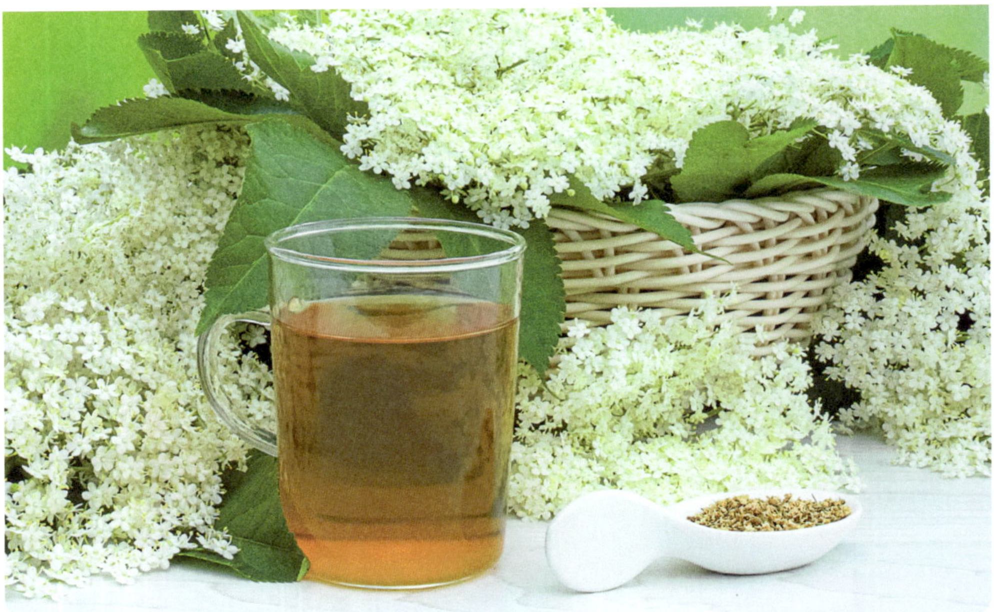

HOLUNDERBEERENTEE

1 EL getrocknete Beeren mit 150–200 ml kochendem Wasser überbrühen und 10 min ziehen lassen.
Tee aus Holunderbeeren stärkt ebenfalls die Abwehrkräfte, reinigt den Darm und unterstützt den Körper bei viralen Infekten.

HOLUNDERBLÄTTERTEE

2 TL getrocknete Blätter mit 150–200 ml kochendem Wasser übergießen und 5 min ziehen lassen.
Der Blättertee wird getrunken, um die Nierentätigkeit anzuregen und somit den Körper besser zu entgiften und zu entschlacken.
Äußerlich angewendet, kann ein Umschlag mit Holunderblättertee bei Wunden, Hautentzündungen sowie Muskel- und Gelenkbeschwerden helfen.

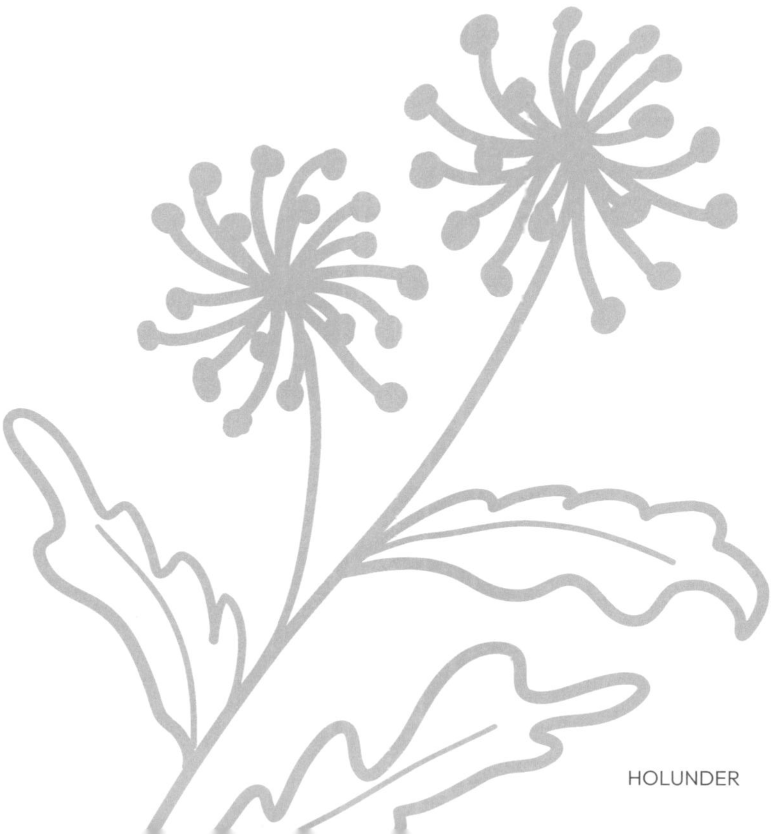

HOLUNDERSAFT

Holundersaft hat nicht nur ein besonderes Aroma, sondern ist auch sehr reich an Vitalstoffen. Mit der Methode aus dem folgenden Rezept ergibt sich ein hoch konzentrierter Direktsaft, der in kleinen Mengen pur oder mit Wasser verdünnt getrunken werden kann. Um das enthaltene, leicht giftige Sambunigrin unschädlich zu machen, werden die Beeren zunächst kurz aufgekocht.
Zutaten und Utensilien für etwa ½ L Holunderbeersaft:

- 1 kg Holunderbeeren-Dolden
- 400 ml Wasser
- Saft einer Zitrone
- Zucker nach Geschmack (optional)
- 2 Töpfe
- feines Sieb, alternativ grobes Sieb und zusätzlich ein Mulltuch oder Passiertuch
- keimfreie Flaschen

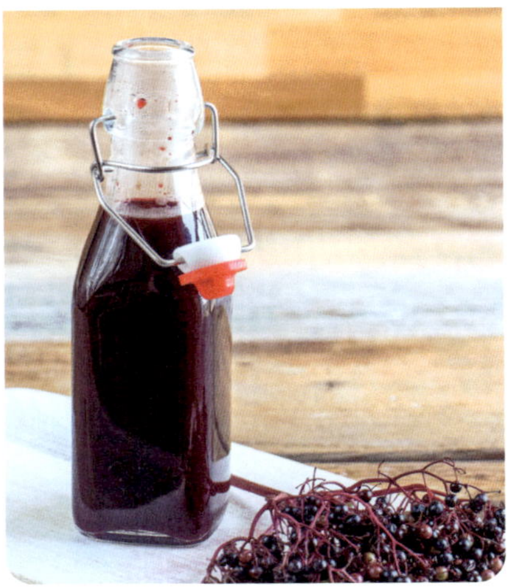

Zubereitung:

1. Holunderbeeren waschen und von den Dolden streifen, z. B. mit einer Gabel. Möglichst viele der noch grünen Beeren aussortieren, da sie unbekömmlich sind.
2. Die Beeren mit Wasser in einem Topf kurz aufkochen und 5 min köcheln lassen.
3. Das Sieb in den zweiten Topf hängen und bei Bedarf mit einem Tuch auskleiden. Den Beerenbrei durch das Sieb gießen und mit einem Löffel gründlich auspressen.
4. Den aufgefangenen Holundersaft mit Zitronensaft und ggf. Zucker nochmals aufkochen und umrühren, bis sich der Zucker aufgelöst hat.
5. Den Saft noch heiß in bereitgestellte Flaschen abfüllen und verschließen.

Bei sauberer Arbeitsweise (siehe S. 16) ist der Holundersaft mehrere Monate lang haltbar. Für eine längere Haltbarkeit empfiehlt es sich, ihn zu pasteurisieren oder einzukochen.

Tipp: Für eine weniger herbe Alternative lässt sich Holunder beispielsweise 1 : 1 mit Apfel mischen.

HUSTENSAFT MIT HEILKRÄUTERN UND HOLUNDERBLÜTEN

Neben Holunder wirken auch viele andere Kräuter antibakteriell sowie entzündungshemmend und enthalten heilsame ätherische Öle. In einem Hustensaft lassen sich ihre Eigenschaften bestens kombinieren und für die spätere Verwendung haltbar machen.
Der Hustensaft aus diesem Rezept lindert neben Husten auch Halsschmerzen und Heiserkeit und lässt Schluckbeschwerden schneller verschwinden. Außerdem unterstützt der Saft die Heilung weiterer Atemwegserkrankungen wie Bronchitis, Nasennebenhöhlen-, Mandel- und Rachenentzündung.

Für 300–400 ml Hustensaft werden benötigt:

- 2 EL getrocknete Holunderblüten
- 2 EL getrockneter Salbei
- 1 EL getrocknete Pfefferminze
- 1 EL getrocknete Kamille
- 300 ml Wasser
- 400 g brauner Kandiszucker, Haushaltszucker oder Birkenzucker (Xylit), siehe auch S. 25
- 2 Töpfe
- kleine Glasflaschen zum Abfüllen, keimfrei (siehe S. 16)

Die Zubereitung des Kräutersirups ist einfach:

1. Wasser in einem Topf zum Kochen bringen und die Kräuter dazugeben.
2. Den Sud 10 min auf kleiner Flamme ziehen lassen, dann in einen anderen Topf abseihen.
3. Zucker im Sud auflösen und noch einmal kurz aufkochen. Alternativ den Sud für eine eher sirupartige Konsistenz unter Rühren weiterköcheln und andicken lassen.
4. Den fertigen Hustensaft etwas abkühlen lassen, in Flaschen abfüllen und fest verschließen.

Bei Bedarf fünfmal 1 TL Hustensaft über den Tag verteilt einnehmen.

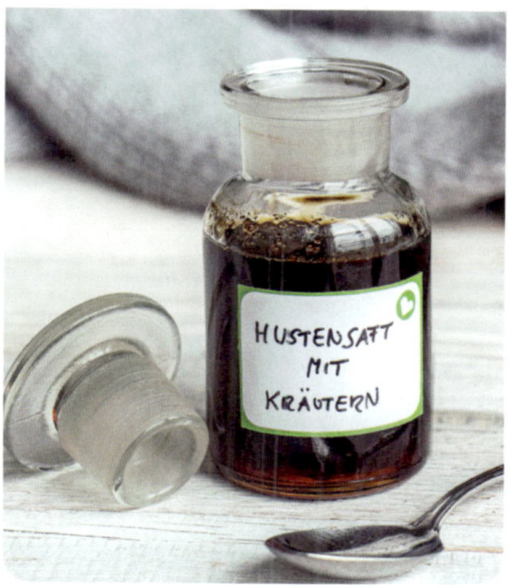

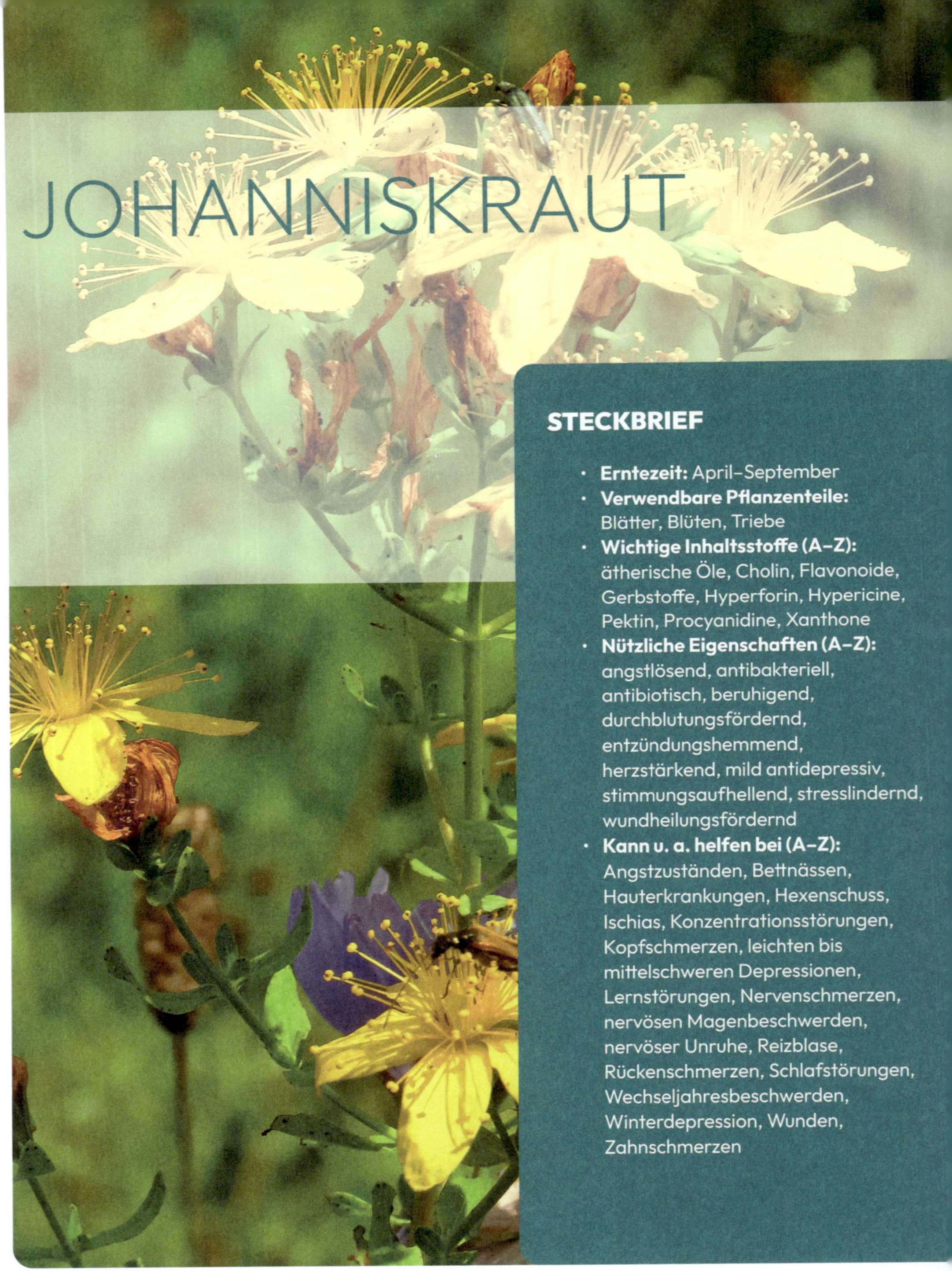

JOHANNISKRAUT

STECKBRIEF

- **Erntezeit:** April–September
- **Verwendbare Pflanzenteile:** Blätter, Blüten, Triebe
- **Wichtige Inhaltsstoffe (A–Z):** ätherische Öle, Cholin, Flavonoide, Gerbstoffe, Hyperforin, Hypericine, Pektin, Procyanidine, Xanthone
- **Nützliche Eigenschaften (A–Z):** angstlösend, antibakteriell, antibiotisch, beruhigend, durchblutungsfördernd, entzündungshemmend, herzstärkend, mild antidepressiv, stimmungsaufhellend, stresslindernd, wundheilungsfördernd
- **Kann u. a. helfen bei (A–Z):** Angstzuständen, Bettnässen, Hauterkrankungen, Hexenschuss, Ischias, Konzentrationsstörungen, Kopfschmerzen, leichten bis mittelschweren Depressionen, Lernstörungen, Nervenschmerzen, nervösen Magenbeschwerden, nervöser Unruhe, Reizblase, Rückenschmerzen, Schlafstörungen, Wechseljahresbeschwerden, Winterdepression, Wunden, Zahnschmerzen

Das Echte Johanniskraut, lat. *Hypericum perforatum*, wird auch Tüpfel-Johanniskraut, Blutkraut, Bockskraut, Elfenblut, Hartheu, Sonnwendkraut oder Frauenkraut genannt. Die Pflanze ist – hauptsächlich wegen der Stoffe Hypericin und Hyperforin – Bestandteil zahlreicher Arzneimittel, die innerlich bei leichten depressiven Verstimmungen sowie gegen Unruhe eingesetzt werden. Äußerlich wird Johanniskraut wegen seiner antiviralen und entzündungshemmenden Eigenschaften zur Linderung von Hautproblemen verwendet.

Hinweise: Verwechslungsgefahr besteht zu anderen Johanniskrautarten, die zwar ebenfalls ungiftig sind, aber nicht die gleiche Konzentration an heilenden Inhaltsstoffen enthalten. Zerreibe einfach testweise eine Blüte zwischen den Fingern: Wenn eine rote Flüssigkeit austritt, dann handelt es sich um das wirkstoffreiche Tüpfel-Johanniskraut.

Bei der Verwendung von Johanniskrautpräparaten ist Folgendes zu beachten:

- In der Schwangerschaft sollte Johanniskraut nur nach ärztlicher Absprache innerlich verwendet werden.
- Das Kraut steht außerdem im Verdacht, eventuell die Wirkung hormoneller Verhütungsmittel herabzusetzen. Auch wenn gleichzeitig Medikamente eingenommen werden (z. B. Beta-Blocker, Immunsuppressiva, Aids-Medikamente, Herzmedikamente), ist ärztliche Rücksprache wichtig, weil das Kraut deren Wirkungsweise herabsetzen kann.
- Es wird vermutet, dass Johanniskraut-Präparate die Haut lichtempfindlicher machen und die Gefahr eines Sonnenbrands bei ihrer Verwendung kurz vor starker Sonneneinstrahlung steigern können. In Studien konnte dieser Wirkmechanismus für übliche Anwendungsmengen nicht eindeutig nachgewiesen werden, es schadet aber sicher nicht, ein wenig vorsichtig mit Johanniskrautöl & Co. umzugehen.
- Bei einer Wochenbettdepression oder anderen schwerwiegenden psychischen Erkrankungen ist eine Selbstbehandlung mit Johanniskraut nicht zu empfehlen. In diesen Fällen sollte unbedingt ärztlicher Rat eingeholt werden.

ANBAUTIPPS

Das mehrjährige, anspruchslose Kraut wächst am besten an einem sonnigen, trockenen Ort auf eher kalkreichem Boden. Die Samen werden im Frühjahr in Töpfen vorgezogen; dabei die Samen nicht mit Erde bedecken (Lichtkeimer). Wenn die Pflänzchen 5–10 cm groß sind, können sie mit 10–15 cm Abstand zueinander ins Beet gesetzt werden.
Geerntet wird das Kraut am besten an einem trockenen, sonnigen Tag. Schneide die voll aufgeblühten Stängel im oberen Viertel ab, trockne sie (siehe S. 21) und streife zur Aufbewahrung die Blüten und Blätter von den Stielen.

JOHANNISKRAUTTEE

1. 2 TL getrocknetes oder 2 EL frisches Kraut mit 150–200 ml kochendem Wasser übergießen.
2. Den Tee 10 min abgedeckt ziehen lassen (frisches Kraut nur 2–3 min, siehe S. 23) und abgießen.

In der Regel liegt die Tagesdosis bei zwei bis drei Tassen Tee.
Da Johanniskraut eine Weile braucht, bis es seine beruhigende Wirkung entfaltet, empfiehlt es sich, den Tee als Kur über drei bis vier Wochen zu trinken, wobei die Dosis von zwei bis drei Tassen am Tag nicht überschritten werden sollte.

Eine Kur bietet sich bei akuten Stimmungstiefs an wie auch bei Nervosität oder zur Stärkung nach längerer Krankheit. Bei Schlafstörungen ist die Kombination mit anderen beruhigenden Kräutern, z. B. Lavendel (siehe S. 96), sehr hilfreich.
Äußerlich kann der Tee genauso wie Johanniskrautöl angewendet werden (siehe S. 79), jedoch ist das Öl stärker in der Heilkraft.

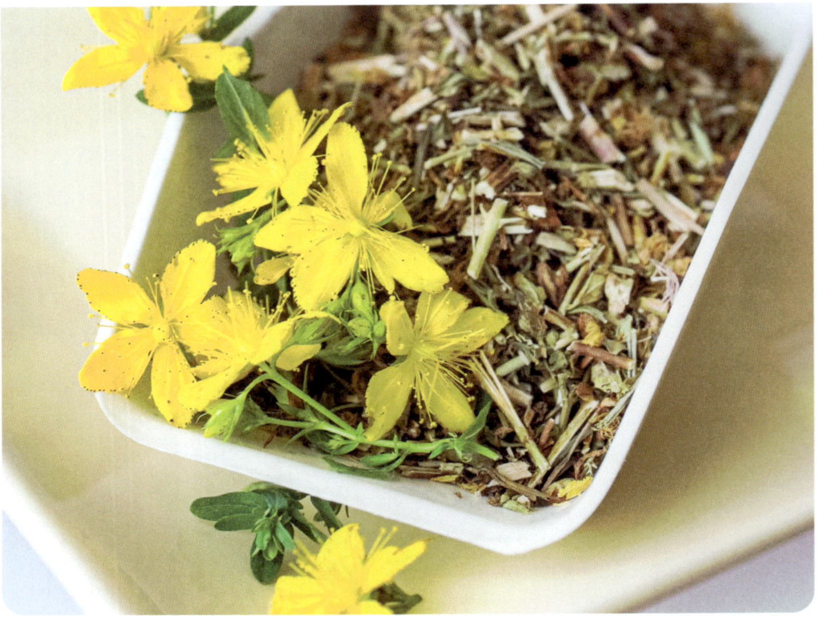

JOHANNISKRAUTÖL

Folge der Anleitung für einen Ölauszug auf S. 35 mit diesen Zutaten:

- 1 Handvoll getrocknete Johanniskrautblätter und -blüten
- Pflanzenöl, z. B. Olivenöl

Lass das Öl sechs Wochen lang an einem sonnigen Ort ausziehen – Johanniskraut ist eines der wenigen Kräuter, die für einen Ölauszug in die Sonne gestellt werden können.

Das Öl wird wegen seiner roten Farbe auch Rotöl genannt. Die Farbe entsteht durch denselben Wirkstoff Hypericin, der neben anderen die stimmungsaufhellende Wirkung auslöst.

Kleine Kratzer und Schrammen verheilen sehr schnell, wenn sie vorsichtig mit Rotöl eingerieben werden.
Bei Muskelkater, Verspannungen, Zerrungen und Verstauchungen sowie bei Hexenschuss, Ischias- und anderen Nervenschmerzen die betroffenen Stellen sanft mit Rotöl massieren.
Bei Verbrennungen sowie Hautentzündungen mit noch intakter Haut trage das Öl dünn auf die betroffene Stelle auf.
Narbengewebe wird weicher und Dehnungsstreifen werden gemildert, wenn sie regelmäßig mit Rotöl massiert werden.

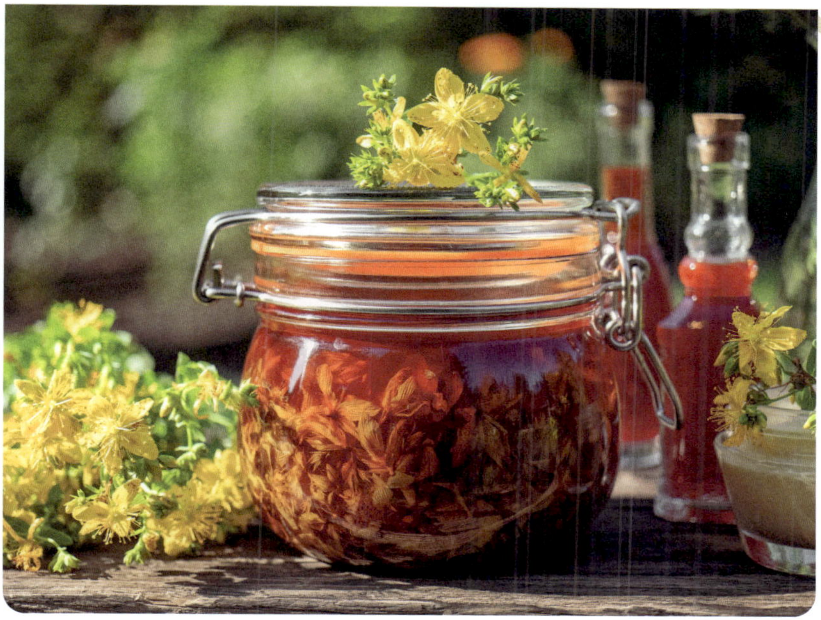

ERSTE-HILFE-ÖL BEI SONNENBRAND

Wenn die Haut nach dem Sonnenbad trotz aller Vorsichtsmaßnahmen doch einmal stark gereizt oder gar verbrannt ist, kann das Erste-Hilfe-Öl aus dem folgenden Rezept rasche Linderung verschaffen.

Benötigt werden:

- 50 ml Johanniskraut-Öl (siehe S. 79)
- 5 Tropfen Vitamin-E-Öl (Tocopherol)
- 5 Tropfen ätherisches Lavendelöl
- Braunglasflasche

Die Zubereitung dauert nur wenige Sekunden: Einfach alle Zutaten in die Flasche geben und kräftig schütteln. Trage das Öl bei Bedarf großzügig auf die betroffenen Hautstellen auf.

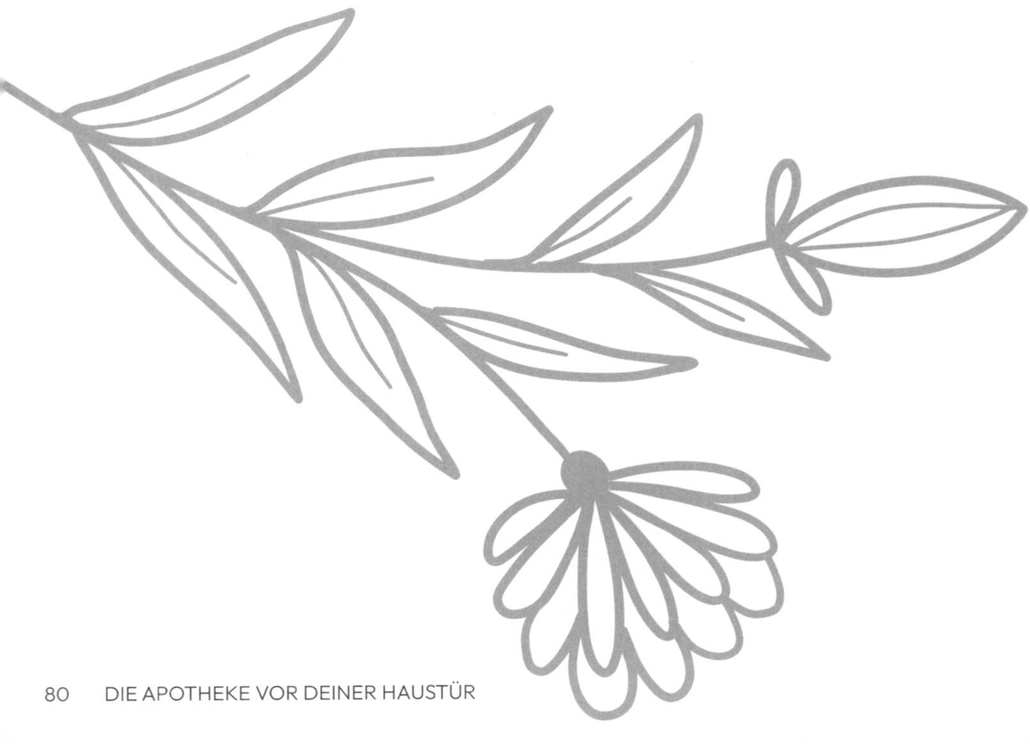

JOHANNISKRAUT-SALBE

Folge der Anleitung zur Herstellung einer Salbe auf S. 39 mit folgenden Zutaten:

- 50 ml Johanniskrautöl (siehe S. 79)
- 5 g Bienenwachs, alternativ 2 ½ g Carnaubawachs

Für eine streichfähige Konsistenz mit weiteren heilenden Wirkstoffen lässt sich der Anteil an Bienenwachs auch auf 2 g reduzieren und zusätzlich eine Menge von 15 g Sheabutter hinzufügen.

Die Salbe wird bei Muskelverspannungen, Ischiasproblemen, Bandscheibenbeschwerden, Rheuma, Gicht und Neurodermitis eingesetzt, kann aber auch bei leichten Verbrennungen ohne offene Wunde sowie bei Insektenstichen helfen.

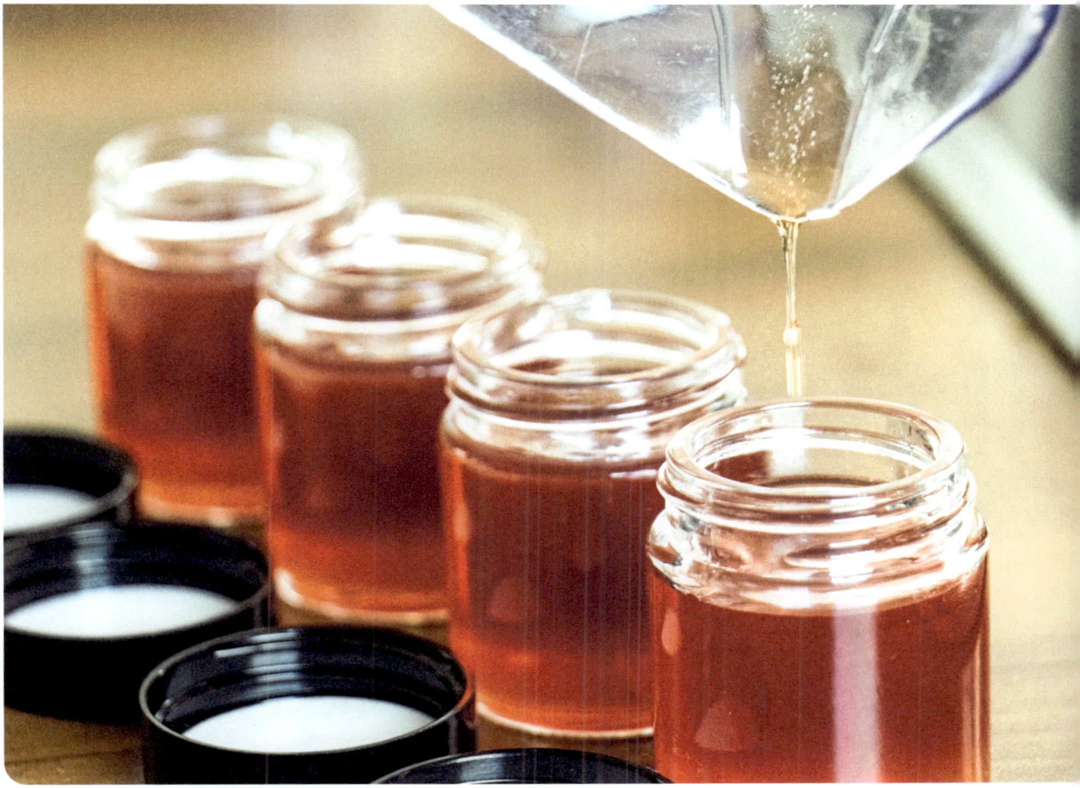

KAMILLE

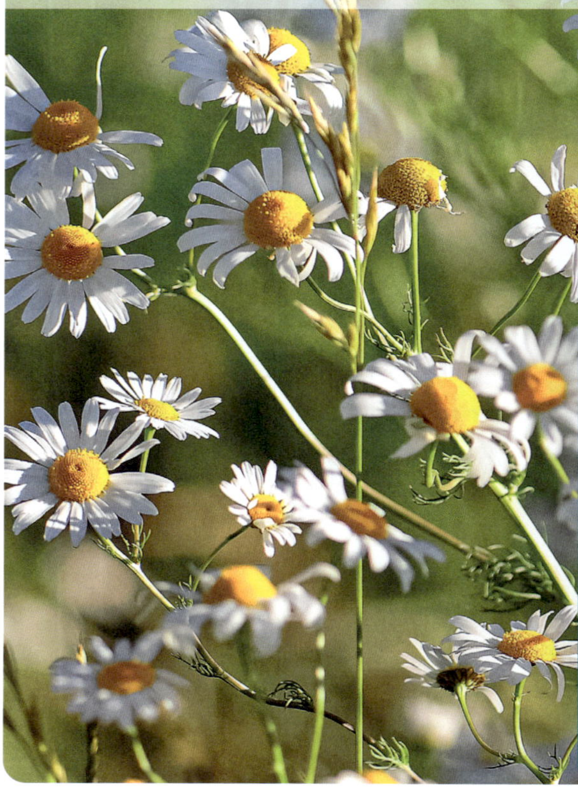

STECKBRIEF

- **Erntezeit:** März–August
- **Verwendbare Pflanzenteile:** Blüten
- **Wichtige Inhaltsstoffe (A–Z):** ätherische Öle, Cumarine, Flavonoide, Schleimstoffe
- **Nützliche Eigenschaften (A–Z):** antibakteriell, antimykotisch, austrocknend, desinfizierend, entblähend, entzündungshemmend, krampflösend, reizlindernd, schmerzstillend, wundheilungsfördernd
- **Kann u. a. helfen bei (A–Z):** Atemwegsinfektionen, Blasenentzündungen, Bronchitis, Durchfall, Erkältungen, Hämorrhoiden, Halsschmerzen, Harnwegsentzündungen, Hautentzündungen, Husten, Magenschleimhautentzündungen, Magen-Darm-Beschwerden, Menstruationsbeschwerden, Nervosität, Schleimhautentzündungen, Wunden, Zahnfleischentzündungen

Die Echte Kamille, lat. *Matricaria chamomilla* oder *Matricaria recutita*, auch als Feldkamille, Mägdeblume, Mutterkraut, Apfelkraut, Kummerblume oder Weiße Blume bekannt, entfaltet ihre beruhigenden, entspannenden und entzündungshemmenden Eigenschaften sowohl bei innerlicher als auch bei äußerlicher Anwendung. Dabei wirkt insbesondere das in den Blüten enthaltene ätherische Kamillenöl entzündungshemmend und Flavonoide unterstützen ein starkes Immunsystem.

Hinweise: Verwechselt werden kann die Kamille mit der Hundskamille, dem Mutterkraut oder der Wiesen-Margerite. Beim Öffnen des Blütenköpfchens ist der Unterschied aber leicht festzustellen: Bei der echten Kamille ist der Blütenboden hohl und bei anderen Arten gefüllt.
Kamille sollte nur dann für Augenspülungen verwendet werden, wenn die Anwendung keimfrei erfolgen kann. Bei Allergikern kann Kamille Hautirritationen auslösen. Zudem ist der austrocknende Effekt der Kamille nicht immer hilfreich, weshalb ihre entzündungshemmende Wirkung am besten mit feuchtigkeitsspendenden Zutaten kombiniert wird.

ANBAUTIPPS

Kamille wächst am besten an warmen, sonnigen Orten auf nährstoffreichem, pH-neutralem Boden. Für den Anbau werden entweder einfach Samen im Garten ausgestreut, oder die Samen werden gezielt im Abstand von etwa 20 cm auf den Boden gesetzt, leicht angedrückt und nicht mit Erde bedeckt (Lichtkeimer). Kamillenpflanzen brauchen genügend Wasser, kommen aber nicht mit Staunässe zurecht.
Für den Balkon lassen sich die Pflänzchen ab etwa Ende März auf der Fensterbank vorziehen. Ab Mai fühlen sie sich dann im Topf an der frischen Luft am wohlsten.
Die beste Erntezeit für die Blüten ist, sobald die Blütenköpfchen vollständig geöffnet, aber noch nicht verblüht sind. Da die Pflanzen nach dem Sammeln erneut Blüten bilden, kann Kamille mehrmals im Jahr geerntet werden.

KAMILLENTEE

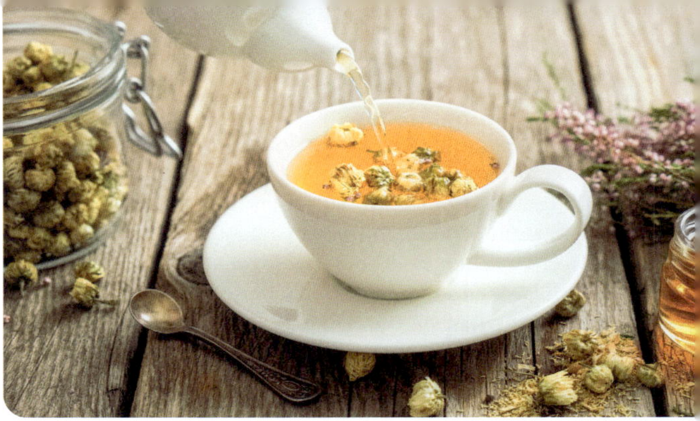

1. 2–3 TL getrocknete oder 2–3 EL frische Kamillenblüten mit 250 ml heißem, aber nicht mehr kochendem Wasser übergießen.
2. Den Tee zugedeckt 10 min ziehen lassen, dann abseihen und das Kondenswasser in den Tee gießen (siehe S. 23).

Bei akuten Beschwerden können bis zu drei Tassen Tee am Tag getrunken werden. Der Tee wird gerne bei Bauchschmerzen, Blähungen, Verdauungsproblemen, Durchfall, Verstopfung und Entzündungen des Magen-Darm-Trakts eingenommen. Bei Halsschmerzen und Schnupfen kann Kamillentee Linderung verschaffen und die Entzündung ausheilen. Jedoch sollte Kamillentee nicht bei trockenem Husten verwendet werden; in diesem Fall eignet sich z. B. die großblättrige Königskerze besser (siehe S. 92).
Bei Entzündungen im Mund- und Rachenraum kann es helfen, mehrmals täglich mit abgekühltem Kamillentee zu gurgeln. Die entkrampfende und beruhigende Wirkung der Kamille macht den Tee zu einem Getränk, das das Einschlafen fördern kann. Außerdem ist der Tee wohltuend bei Menstruationsschmerzen, bei morgendlicher Übelkeit während der Schwangerschaft und zur Geburt. Im Wochenbett vermag er darüber hinaus den Milchfluss anzuregen.

ABSUD ODER STARKER AUFGUSS

2 EL getrocknete Kamillenblüten mit 250 ml heißem Wasser übergießen, 10 min abgedeckt ziehen lassen und abseihen. Der Aufguss sollte etwa 10 min Zeit zum Einwirken haben.

Äußerlich kann ein starker Aufguss oder Absud bei entzündlichen Hauterkrankungen wie Ekzemen, Hautflechten und Akne verwendet werden, z. B. in Form von Umschlägen, die auf die betroffenen Stellen aufgelegt werden. Ein Sitzbad mit starkem Kamillenaufguss kann Linderung verschaffen bei Candidabefall und Entzündungen des Genitalbereichs. Im Badewasser hilft der Absud bei überanstrengten Muskeln, Blasenentzündung und Hämorrhoiden. Nagelbettentzündungen lassen sich mit einem Hand- oder Fußbad mit Kamillenaufguss lindern.

HANDBAD MIT KAMILLE

Die Wirkstoffe von Kamille und Olivenöl pflegen trockene, rissige Hände auf schonende und wirkungsvolle Weise. Kamille wirkt dabei entzündungshemmend und fördert die Wundheilung; Olivenöl spendet der Haut Feuchtigkeit und regt die Zellerneuerung an.
Für ein pflegendes Handbad sind erforderlich:

- 2 EL Kamillenblüten
- 2 EL hochwertiges Olivenöl
- 500 ml Wasser oder Buttermilch

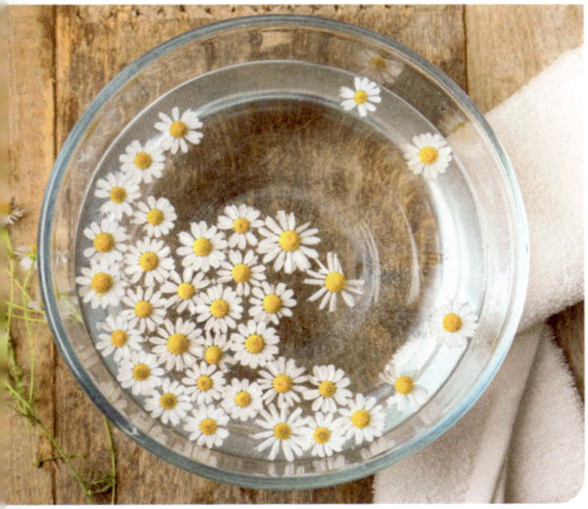

So geht's:

1. Wasser zum Kochen bringen, alternativ Buttermilch nur leicht erhitzen.
2. Kamillenblüten in einem breiten Topf mit Wasser oder Buttermilch übergießen und 10 min ziehen lassen.
3. Wenn das Bad auf etwa handwarme Temperatur abgekühlt ist, das Olivenöl einrühren.
4. Die zuvor gereinigten Hände bis zu 20 min lang in der Mischung baden und dabei die Handflächen und Finger gleichmäßig massieren.
5. Nach dem Handbad die Hände mit einem Tuch vorsichtig trocken tupfen, damit noch möglichst viele der pflegenden Inhaltsstoffe in die Haut einziehen können.

KAMILLENÖL

Folge der Anleitung für einen heißen Ölauszug auf S. 35 mit diesen Zutaten:

- 1 Handvoll getrocknete Kamillenblüten
- 3–4 EL Kokosöl

Kokosöl dringt tief in die Haut ein und transportiert die Wirkstoffe der Kamille in die tieferen Hautschichten.
Das Öl lässt sich zum Einreiben bei Muskelverspannungen verwenden und dünn auf entzündete Haut auftragen. Für ein entspannendes Vollbad füge dem Badewasser 2 EL des Öls hinzu. Das Öl ist aber auch eine entzündungshemmende Zutat für Salben oder den Lippenpflegestift auf S. 87.

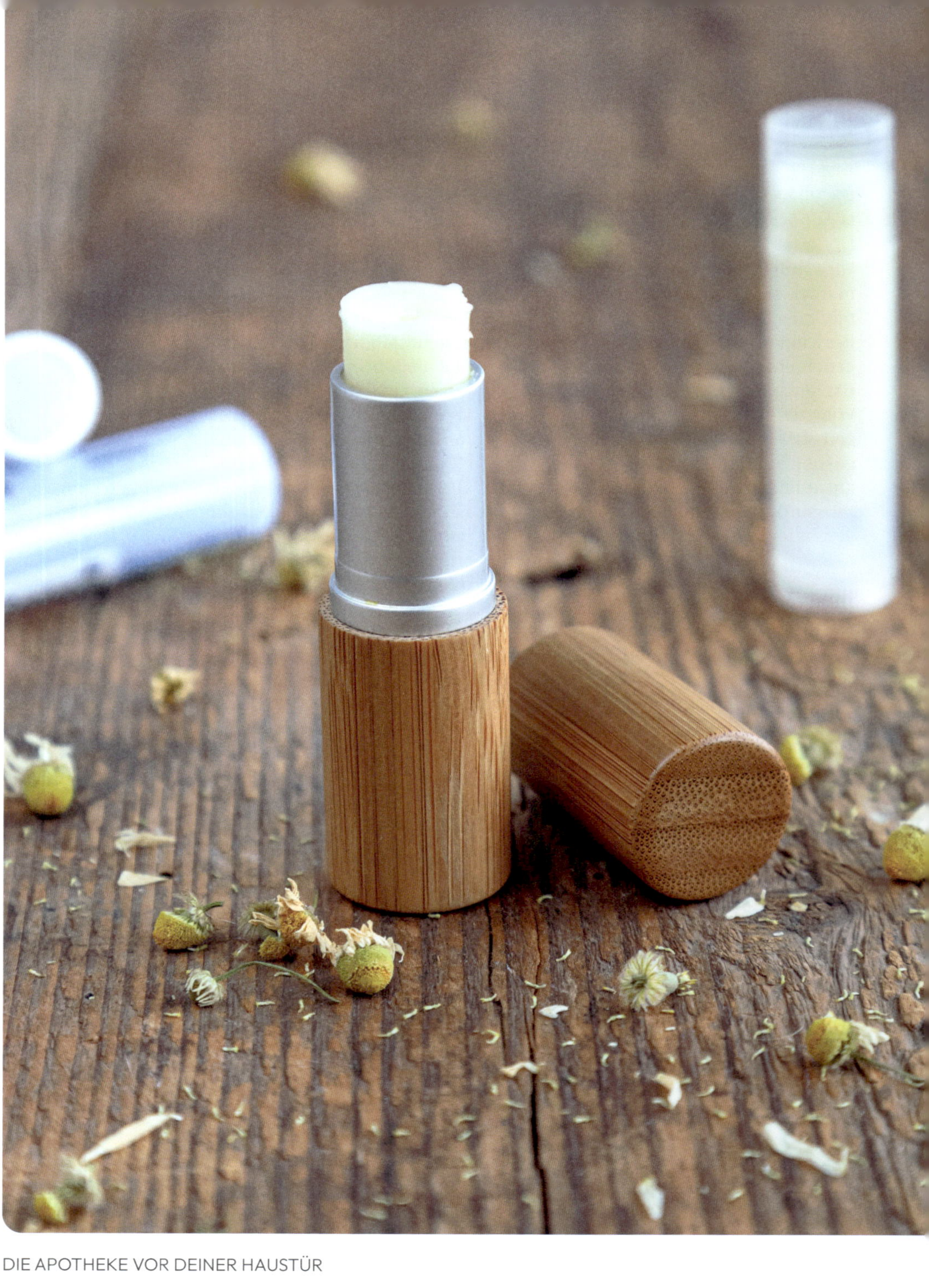

LIPPENPFLEGESTIFT MIT KAMILLE

Nicht nur im Winter, sondern auch in trockenen Sommern wird oft eine schützende Lippenpflege benötigt. Der Lippenpflegestift aus dem folgenden Rezept pflegt insbesondere rissige Lippen. Dabei hemmen die Wirkstoffe der Kamille Entzündungen oder lassen sie erst gar nicht entstehen, während Kokosöl und Kakaobutter weitere heilende und pflegende Inhaltsstoffe für weiche, geschmeidige Lippen beitragen.

Für 2–3 Lippenpflegestifte werden benötigt:

- 11 g Kamillenöl auf Kokosölbasis (siehe S. 85)
- 6 g Kakaobutter
- 7 g Bienenwachs, alternativ 3 ½ g Carnaubawachs
- hitzefestes Glas zum Anrühren, keimfrei (siehe S. 16)
- kleiner Topf für das Wasserbad
- leere Lippenstifthülsen, keimfrei

So geht's:

1. Kamillenöl und Wachs in einem hitzebeständigen Glas im Wasserbad langsam gerade so weit erhitzen, dass das Wachs schmelzen kann. Den Topf von der Hitzequelle nehmen.
2. Kakaobutter unterrühren, bis sie ebenfalls geschmolzen ist.
3. Die Mischung noch heiß in die aufrecht stehenden Lippenstifthülsen füllen und abkühlen lassen. Erst dann die Hülsen verschließen.

Die Pflegestifte sind bei sauberer Arbeitsweise monatelang haltbar, mindestens aber so lange wie das kürzeste Mindesthaltbarkeitsdatum der einzelnen Zutaten. Wenn du einen Vorrat herstellen möchtest, kannst du die Stifte bis zum Gebrauch auch sehr lange im Kühlschrank aufheben.

Tipp: Für einen nicht ganz so festen Lippenbalsam, der in einem Tiegel aufbewahrt wird, lässt sich der Anteil des Bienenwachses auf etwa 5 g (Carnaubawachs: 2 ½ g) reduzieren. Kurz bevor die Masse ganz abgekühlt ist, ist es alternativ möglich, noch einen Viertellöffel Honig unterzurühren. Das schmeckt nicht nur gut, sondern fügt dem Balsam noch weitere entzündungshemmende und regenerierende Wirkstoffe hinzu.

KNOBLAUCH

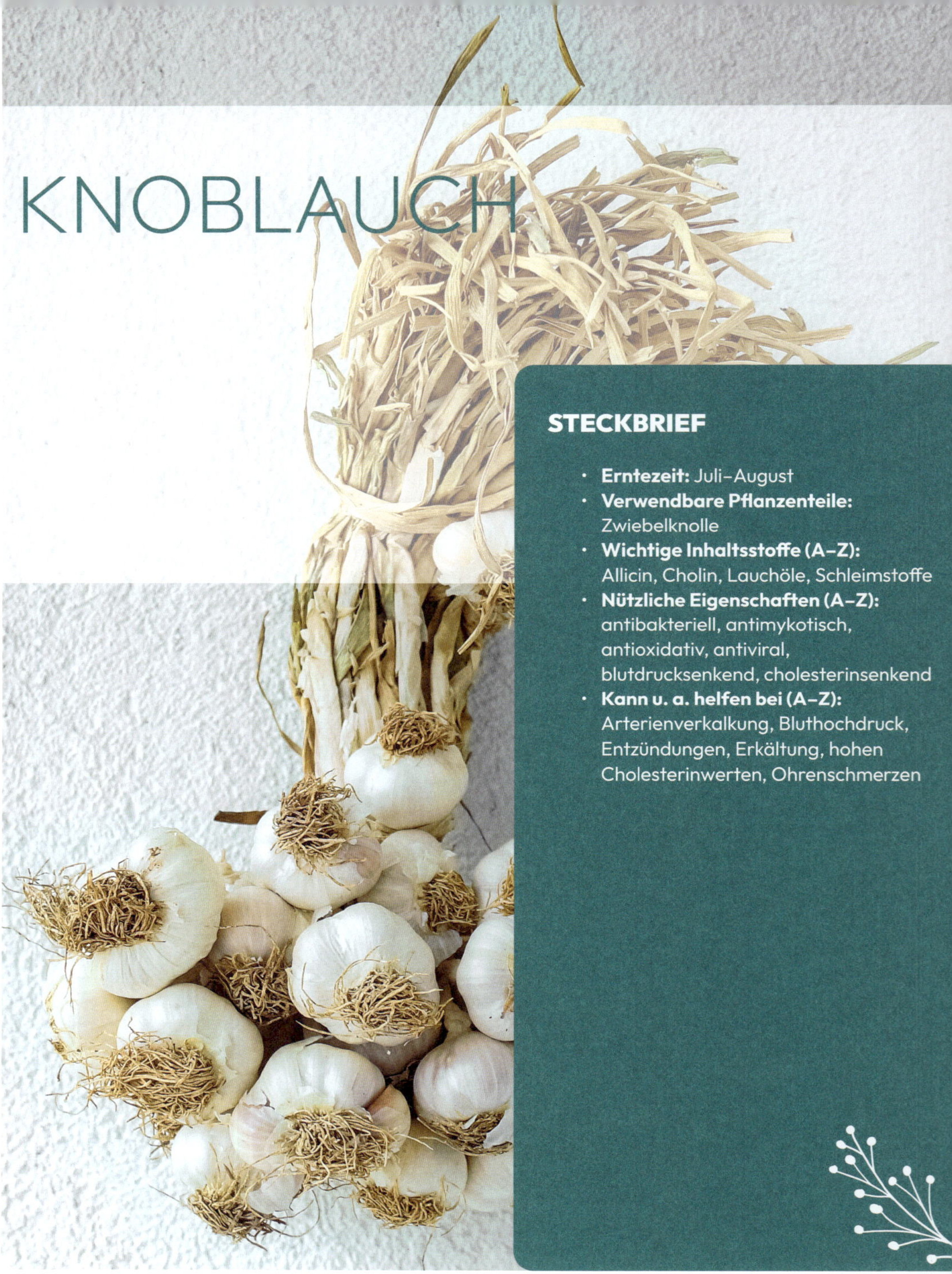

STECKBRIEF

- **Erntezeit:** Juli–August
- **Verwendbare Pflanzenteile:** Zwiebelknolle
- **Wichtige Inhaltsstoffe (A–Z):** Allicin, Cholin, Lauchöle, Schleimstoffe
- **Nützliche Eigenschaften (A–Z):** antibakteriell, antimykotisch, antioxidativ, antiviral, blutdrucksenkend, cholesterinsenkend
- **Kann u. a. helfen bei (A–Z):** Arterienverkalkung, Bluthochdruck, Entzündungen, Erkältung, hohen Cholesterinwerten, Ohrenschmerzen

Knoblauch, lat. *Allium sativum*, auch Knofel, Knöblich, Knuflook oder Knuflauk genannt, ist nicht nur ein äußerst beliebtes Gewürz, sondern auch ein wirksames Naturheilmittel. So lassen sich beispielsweise seine antibakteriellen, antimykotischen und antiviralen Eigenschaften auch äußerlich nutzen. Knoblauch wirkt leicht antibiotisch, zerstört aber – anders als künstlich hergestellte Antibiotika – nicht die „guten" Darmbakterien, die wichtig sind für ein stabiles Immunsystem.

Hinweis: Knoblauch wirkt u. a. blutverdünnend, weshalb er die Wirkung blutverdünnender Medikamente verstärken kann. HIV-Medikamente können aus dem gleichen Grund ihre Wirkung verlieren. Das gilt insbesondere bei der Einnahme hoch konzentrierter Knoblauchpräparate, die deshalb in solchen Fällen nur nach ärztlicher Absprache verwendet werden sollten.

ANBAUTIPPS

Wer Knoblauch im eigenen Garten oder auf dem Balkon anbauen möchte, setzt einfach im Herbst oder Frühjahr einzelne Zehen im Abstand von etwa 20 cm (mit der Spitze nach oben) und 5 cm tief in lockeren, nicht zu schweren oder nassen Boden, gerne an einem sonnigen Platz. Diese Methode funktioniert auch sehr gut in einem Topf oder im Pflanzkasten auf dem Balkon. Der optimale Erntezeitpunkt ist, wenn das Blattgrün zu etwa zwei Dritteln vertrocknet ist. Dann lassen sich die Knollen einfach aus der Erde ziehen und zum Nachtrocknen luftig aufhängen. Wird zu spät geerntet, fällt die Knolle schon bei der Ernte auseinander. Je trockener der Knoblauch gelagert wird, desto länger ist er haltbar.

KNOBLAUCH GEGEN WARZEN

1. 1 Knoblauchzehe in Scheiben schneiden und mit der Schnittfläche über die Warze reiben.
2. Zusätzlich die Knoblauchscheibe mit einem Pflaster auf der Warze fixieren.
3. Am besten über Nacht einwirken lassen.

Weil Knoblauch unter anderem leicht antiviral wirkt, ist er ein traditionelles Mittel gegen Warzen. Je nach Größe der Warze ist sie mit der beschriebenen Methode nach etwa drei Wochen verschwunden. Das kann sogar bei Warzen unter der Fußsohle funktionieren.

KNOBLAUCH BEI OHRENSCHMERZEN

1. 1 Knoblauchzehe (Bioqualität) schälen und halbieren.
2. Eine Hälfte der Zehe in die Ohrmuschel (nicht in den Gehörgang) legen und dort mit einem Pflaster fixieren. Am besten über Nacht einwirken lassen.

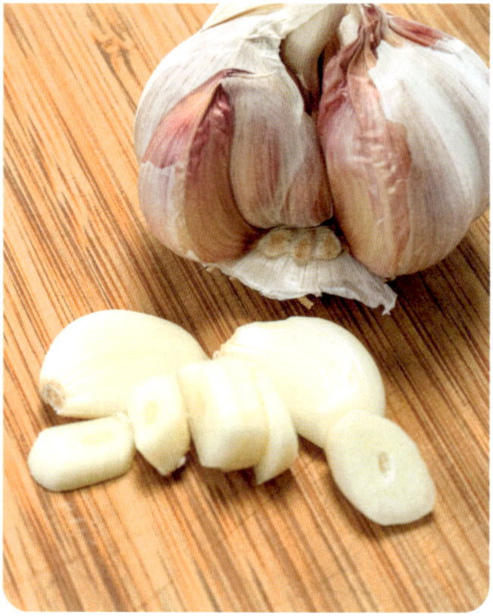

Die antibakterielle Wirkung von Knoblauch wird gerne bei Ohrenschmerzen eingesetzt. Wer sich Knoblauchstücke in der Ohrmuschel nicht vorstellen möchte, kann die Zehen – wie bei einem Zwiebelsäckchen (siehe S. 170) – leicht erwärmen, zerdrücken, in ein Tuch einschlagen und auf das betroffene Ohr legen. Wenn die Schmerzen nach 24 Stunden nicht verschwunden sind, sollte ärztlicher Rat eingeholt werden.

KNOBLAUCH GEGEN LIPPENHERPES

Fünfmal täglich für etwa 10 min eine Scheibe Knoblauch auf die von Lippenherpes betroffene Stelle legen und diese danach mit Wasser reinigen.

Da Knoblauch antiviral und entzündungshemmend wirkt, stehen die Chancen gut, dass der Herpes nach zwei Tagen mit dieser Behandlung verschwunden ist.

INGWER-KNOBLAUCH-ZITRONEN-TRANK GEGEN GRIPPE

Für einen Trank, der das Immunsystem stärkt, werden benötigt:

- 1–2 Knoblauchzehen
- 1 mittelgroße Ingwerknolle (ca. 100 g)
- Saft einer halben Zitrone
- 250 g naturbelassener Honig
- Einmach- oder Schraubglas, keimfrei (siehe S. 16)

So gehst du vor:

1. Ingwer schälen und reiben, Zitrone auspressen, Knoblauch schälen und fein hacken und alles in ein verschließbares Glas füllen.
2. Die Mischung mit etwas Honig verrühren und einen Tag lang stehen lassen.
3. Wenn Ingwer und Knoblauch etwas Saft abgegeben haben, mit dem restlichen Honig auffüllen und alles gut verrühren.

Bei akuter Erkältung und Grippe oder bei Halsschmerzen dreimal täglich 3 EL einnehmen. Wem der Trank geschmacklich zu intensiv ist, kann ihn einfach mit Wasser oder Saft verdünnen.
Im Kühlschrank aufbewahrt, ist der Trank mindestens so lange haltbar wie der verwendete Honig.

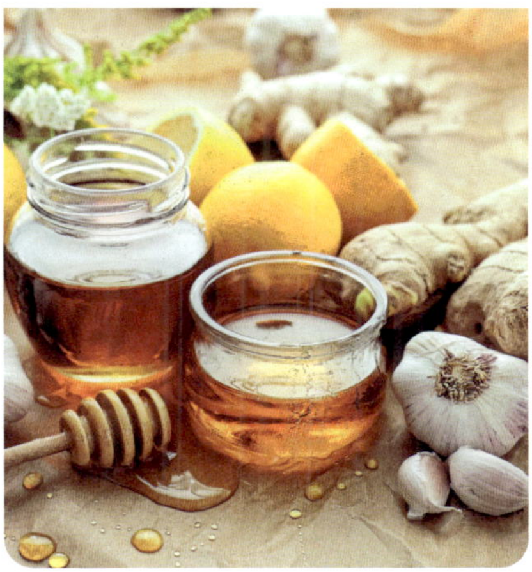

KÖNIGSKERZE

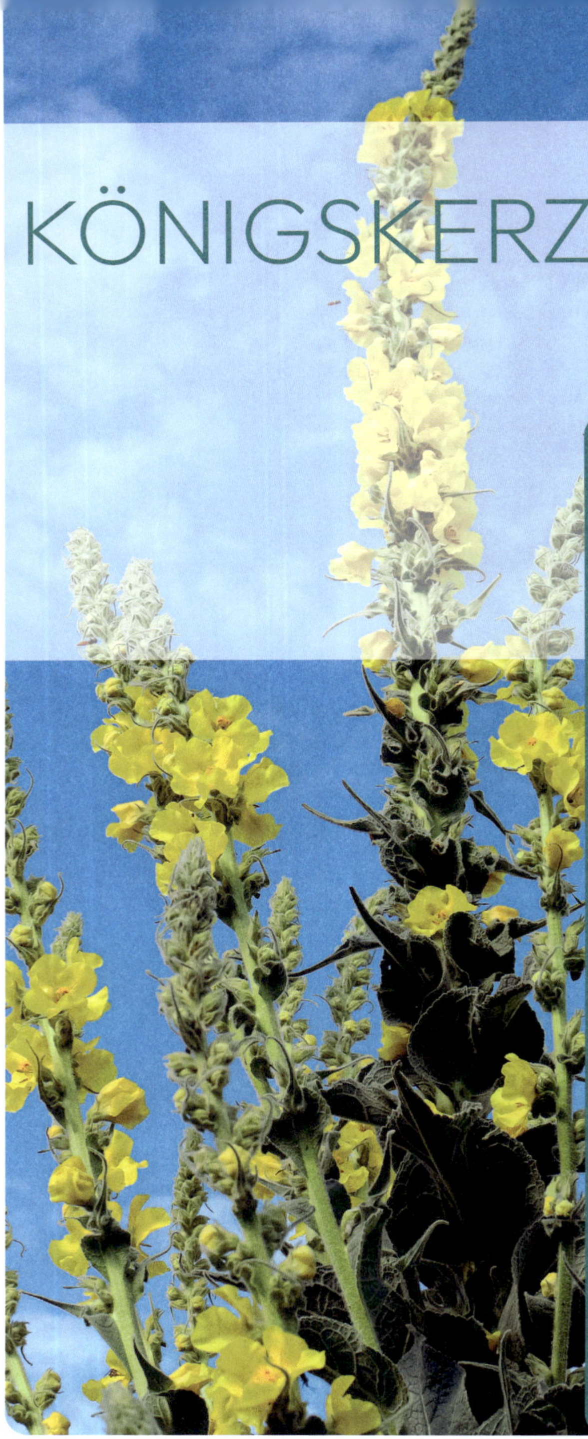

STECKBRIEF

- **Erntezeit:** Juni–September
- **Verwendbare Pflanzenteile:** Blüten, Blätter
- **Wichtige Inhaltsstoffe (A–Z):** ätherische Öle, Aucubin, Flavonoide, Saponine, Schleimstoffe
- **Nützliche Eigenschaften (A–Z):** antibakteriell, antiviral, antioxidativ, auswurffördernd, entzündungshemmend, reizmildernd, schleimhautschützend, schleimlösend, schmerzlindernd, schweißtreibend
- **Kann u. a. helfen bei (A–Z):** Asthma, Bronchitis, Halsentzündung, Heiserkeit, trockenem Husten, Juckreiz, Magen-Darm-Beschwerden, Ohrenschmerzen, Reizhusten, Stimmverlust, Tinnitus, Verbrennungen

Die Großblütige Königskerze, lat. *Verbascum densiflorum*, auch Wollkraut, Lampenkraut, Wetterkerze, Windblume, Marienkerze oder Donnerkerze genannt, wird traditionell wegen ihrer Schleimstoffe innerlich bei trockenem Reizhusten oder Halsschmerzen verwendet. Mit frischen Blüten zubereitet, kann die Königskerze dank ihres Aucubingehalts durch äußerliche Anwendung bei Hautproblemen und Insektenstichen helfen.

Hinweis: Verwechselt werden kann die Großblütige Königskerze mit anderen Königskerzenarten wie der Kleinblütigen oder der Gewöhnlichen Königskerze, die genauso oder ähnlich zu verwenden sind.

ANBAUTIPPS

Die Königskerze steht gerne an sonnigen Orten mit sandigem, trockenem Boden. Da sie ein Kälte- und Lichtkeimer ist, werden die Samen am besten im Herbst ausgesät und nicht mit Erde bedeckt. Bei guten Bedingungen wird die großblütige Königskerze bis zu zwei Meter hoch.
Die Blüten werden am besten an trockenen Tagen gesammelt und sofort schonend getrocknet (siehe S. 21), denn sie schimmeln schnell. Wenn sie sich dunkel verfärben, sind sie nicht mehr zur Teezubereitung geeignet.

KÖNIGSKERZENÖL

Folge der Anleitung für einen Ölauszug auf S. 35 mit diesen Zutaten:

- 1 Handvoll getrocknete Königskerzenblüten
- Pflanzenöl (siehe S. 37)

Für einen Kaltauszug lass die Blüten vier Wochen an einem warmen, hellen Ort ohne direkte Sonneneinstrahlung ziehen.

Ein Ölauszug mit Königskerzenblüten kann nicht nur Juckreiz lindern, sondern auch Narbenbildung vorbeugen und leichte Verbrennungen schneller abheilen lassen. Um Nervenschmerzen zu behandeln, wird das Öl als Massageöl eingesetzt. Zur Heilung von Ohrenschmerzen und um Tinnitus zu vermindern, wird es tropfenweise ins Ohr geträufelt.

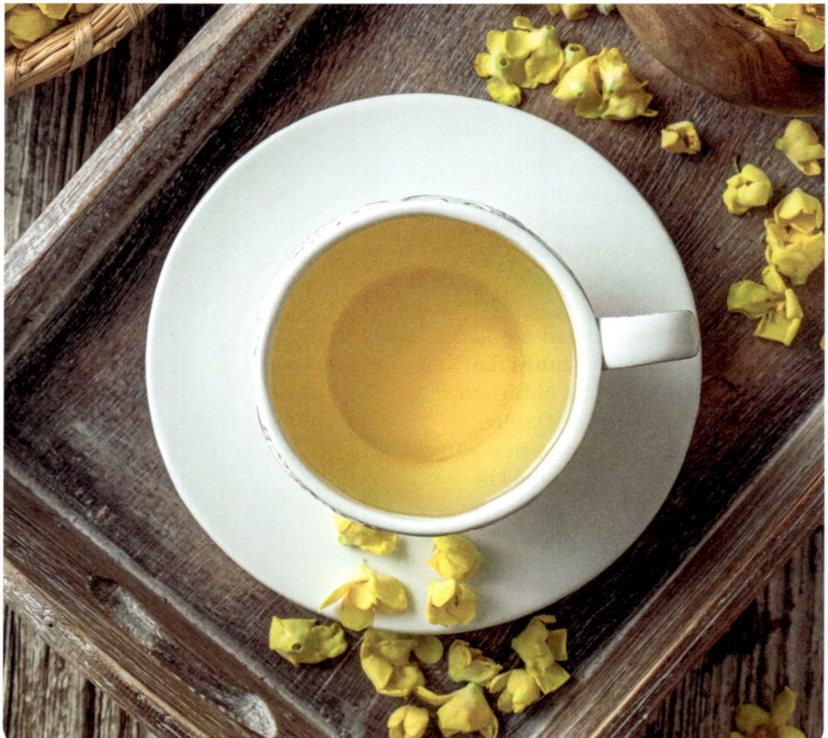

KÖNIGSKERZENTEE

INNERLICHE ANWENDUNG:

1. 1 TL getrocknete oder 1 EL frische Königskerzenblüten mit 250 ml kaltem Wasser ansetzen und für 2 Stunden ziehen lassen.
2. Abseihen und nach Wunsch entweder kalt trinken oder vor dem Genuss leicht erwärmen.

Pro Tag können bis zu drei Tassen des Tees getrunken werden.

Um die Schleimstoffe der Blüten nicht durch Hitze zu zerstören, wird der Tee im Kaltaufguss zubereitet. Wegen seines milden Geschmacks ist er auch für Kinder geeignet.

Der Tee wird innerlich dazu verwendet, trockenen Husten und Reizhusten zu lindern, weil die Schleimstoffe die angegriffenen Schleimhäute mit einem schützenden Film überziehen. Schleimstoffe wirken aus dem gleichen Grund auch wohltuend bei Heiserkeit und Halsschmerzen.

Bei Atemwegserkrankungen wie Asthma und Bronchitis können die enthaltenen Saponine das Abhusten von Schleim unterstützen. Darüber hinaus wird der Tee zur unterstützenden Behandlung viraler Infekte und krampfartiger Magen-Darm-Beschwerden eingesetzt. Da der Tee auch harntreibend wirkt, vermag er auch rheumatische Beschwerden zu lindern.

ÄUSSERLICHE ANWENDUNG:

1. 2–3 TL getrocknete Königskerzenblüten mit 250 ml kochendem Wasser übergießen.
2. 10–15 min abgedeckt ziehen lassen, dann abseihen.

Äußerlich angewendet, eignet sich der abgekühlte Tee als Gurgelmittel (mehrmals am Tag) bei leichten Entzündungen im Mund- und Rachenraum sowie bei Halsschmerzen.
Für eine Auflage zur Behandlung von Hautreizungen und Insektenstichen einen kleinen Lappen aus Baumwolle oder einem anderen Naturmaterial mit dem Tee tränken und mehrmals am Tag auf die betroffene Stelle legen.

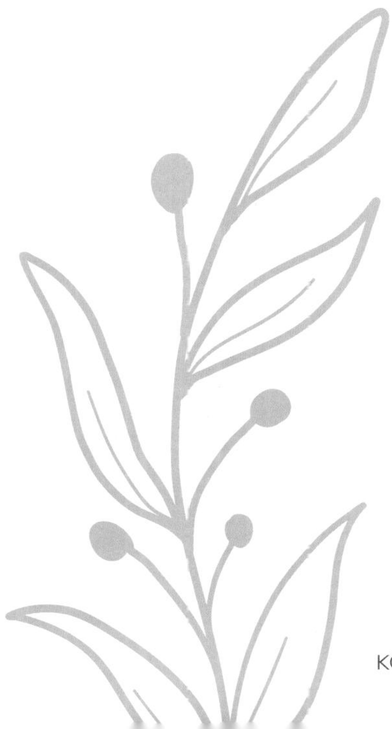

LAVENDEL

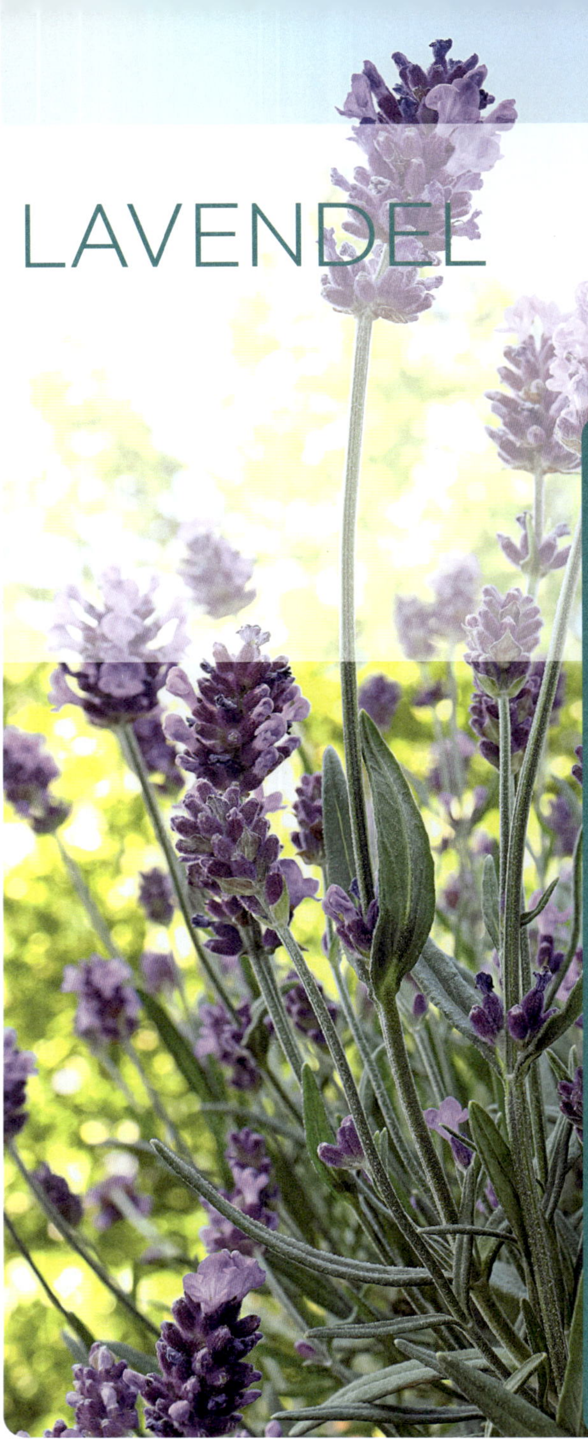

STECKBRIEF

- **Erntezeit:** Juni–August
- **Verwendbare Pflanzenteile:** Blüten
- **Wichtige Inhaltsstoffe (A–Z):** ätherische Öle, Cumarine, Flavonoide, Gerbstoffe, Glykoside, Phytosterole, Saponine
- **Nützliche Eigenschaften (A–Z):** angstlösend, antibakteriell, antimykotisch, antiseptisch, antiviral, beruhigend, blähungstreibend, durchblutungsfördernd, entkrampfend, entzündungshemmend, nervenstärkend, schlaffördernd, wundheilend
- **Kann u. a. helfen bei (A–Z):** Angstzuständen, Bluthochdruck, depressiven Stimmungen, Entzündungen, Erschöpfung, Gürtelrose, Hautproblemen, Herzbeschwerden, Husten, Insektenstichen, Kopfschmerzen, Kreislaufschwäche, Magen-Darm-Beschwerden, Magenkrämpfen, Migräne, Narben, Nervosität, Rheuma, Schlafstörungen, Schuppenflechte, Übelkeit, Wassereinlagerungen, Wunden, Zahnschmerzen

Lavendel, lat. *Lavandula officinalis*, wird auch Lavander, Schwindelkraut, Balsam, Lavandel, Narden, Nervenkraut, Römischer Thymian oder Bettstroh genannt. Seine zahlreichen ätherischen Öle beruhigen, entspannen und lösen ein allgemeines Wohlgefühl aus. Sie wirken aber auch entzündungshemmend und helfen, hartnäckigen Schleim zu lösen. Andere Wirkstoffe können den Magen-Darm-Trakt beruhigen und bei Hautproblemen helfen.

Warnungen: Ätherisches Lavendelöl kann bei Asthma zu Atemproblemen und bei Babys und Kleinkindern, im Mund- und Nasenbereich angewendet, zu Atemnot führen. Bei Überdosierung können Magen- und Darmreizungen auftreten. Durch die schlaffördernde Wirkung wird die Konzentration möglicherweise beeinträchtigt.

ANBAUTIPPS

Lavendel fühlt sich auf trockenem, sandigem Boden wohl, windgeschützt und möglichst sonnig. Da die Samen Lichtkeimer sind, werden sie im Frühjahr am besten nur leicht in die Erde hineingedrückt, ohne sie damit zu bedecken. Ein Abstand von 30 cm zwischen den Samen gewährleistet, dass die Pflanzen später genügend Platz haben.
Auch im Topf auf Terrasse oder Balkon lässt sich Lavendel sehr gut ziehen. Mische am besten normale Gartenerde zur Hälfte mit Sand für eine gute Durchlässigkeit.
Zum Sammeln der Blüten empfiehlt sich der frühe Morgen, am besten kurz nachdem der Tau abgetrocknet ist und bevor alle Blüten geöffnet sind. So werden die meisten wertvollen ätherischen Öle mitgeerntet.

LAVENDELÖL

Folge der Anleitung für einen Ölauszug auf S. 35 mit diesen Zutaten:

- 1–2 EL getrocknete Lavendelblüten
- 200 ml Pflanzenöl (siehe S. 37)

Für einen Kaltauszug lass die Lavendelblüten vier Wochen lang an einem zimmerwarmen, vor Sonne geschützten Ort durchziehen.
Die beruhigende, antiseptische und entzündungshemmende Wirkung des Lavendelöls lässt sich zur Regeneration und Pflege trockener und gereizter Haut nutzen: einfach die betroffenen Stellen dünn damit einreiben.

Bei Muskelkater und Rückenschmerzen oder einfach nur zur allgemeinen Entspannung nach einem anstrengenden Tag empfiehlt sich eine Massage mit Lavendelöl. Seine schmerzlindernde, entkrampfende und durchblutungsfördernde Wirkung kann schon nach fünf Minuten sanften Massierens Linderung verschaffen.

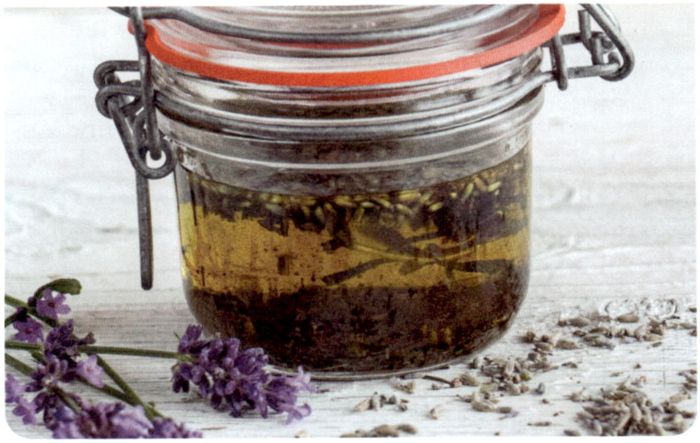

LAVENDELSALBE

Folge der Anleitung für eine Salbe auf Seite 39 mit diesen Zutaten:

- 100 ml Lavendelöl (siehe oben)
- 10 g Bienenwachs, alternativ 5 g Carnaubawachs

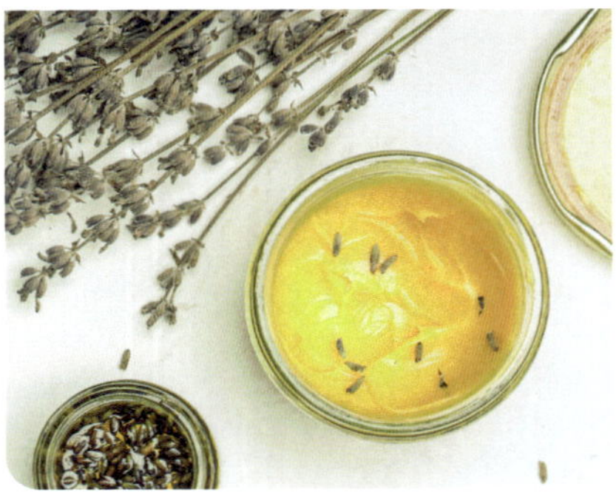

Die Salbe hilft, den Selbstheilungsprozess der Haut anzuregen. Bei Juckreiz, Hautirritationen, unreiner und gereizter Haut sowie bei Entzündungen und Insektenstichen einfach dünn auf die betroffenen Stellen auftragen.
Für einen gesunden Schlaf trage die Salbe vor dem Zubettgehen auf den Schläfen, unter der Nase und auf der Brust auf. Über die Atemwege entfaltet der Duft seine ausgleichende und beruhigende Wirkung.
Für eine freie Nase während einer Erkältung zwei- bis dreimal täglich den Brust- und Halsbereich mit der Salbe einreiben.

LAVENDELTEE UND LAVENDELAUFGUSS

INNERLICHE ANWENDUNG:

1. 2 TL getrocknete oder 2 EL frische Blüten mit 250 ml kochendem Wasser übergießen und abgedeckt 8–12 min ziehen lassen (frische Blüten ca. 2 min, siehe S. 23).
2. Die Blüten abseihen und das Kondenswasser von der Abdeckung in den Tee fließen lassen.

Dank seiner beruhigenden und entkrampfenden Eigenschaften eignet sich der Tee bei Schlafproblemen, Ängsten, Unruhe und Jetlag. Er kann aber auch Magenbeschwerden, Blähungen und Verstopfung lindern.

Hinweis: Lavendeltee sollte nicht im Übermaß getrunken werden, da er sonst die Schleimhäute reizen kann.

ÄUSSERLICHE ANWENDUNG:

50–70 g getrocknete Lavendelblüten mit 1 L kochendem Wasser übergießen und den Aufguss 10–15 min ziehen lassen, dann abseihen.
Für die äußerliche Anwendung ist dieser starke Aufguss besonders gut geeignet, da er eine starke antibakterielle und entzündungshemmende Wirkung hat.
Als Sitzbad am Abend kann der Aufguss bei Schlafstörungen, Erschöpfung und Kreislaufbeschwerden helfen. Dabei beträgt die Badezeit etwa 20 min.
Bei Schnupfen hilft ebenfalls ein Sitzbad mit Lavendelaufguss. Eine Inhalation damit bewirkt, dass die Atemwege wieder frei werden.
Bei Juckreiz, Hautentzündungen und Sonnenbrand ggf. mehrmals am Tag Kompressen auf die betroffenen Stellen legen, die mit dem Aufguss getränkt sind. Eine Aufguss-Kombination mit Ringelblumenblüten (siehe S. 118) kann die heilende Wirkung verstärken.

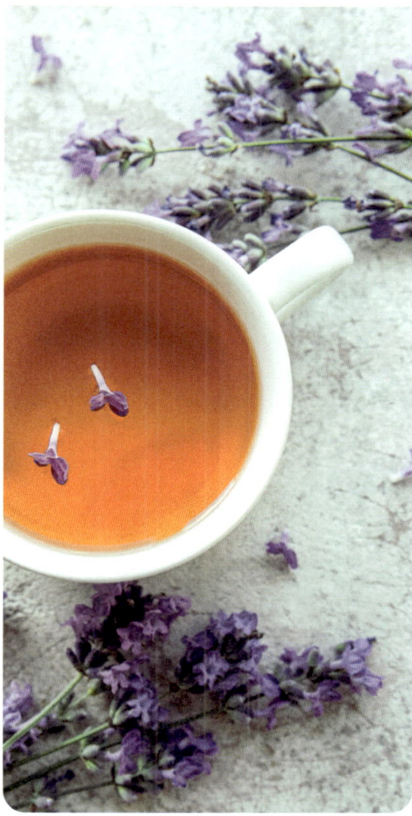

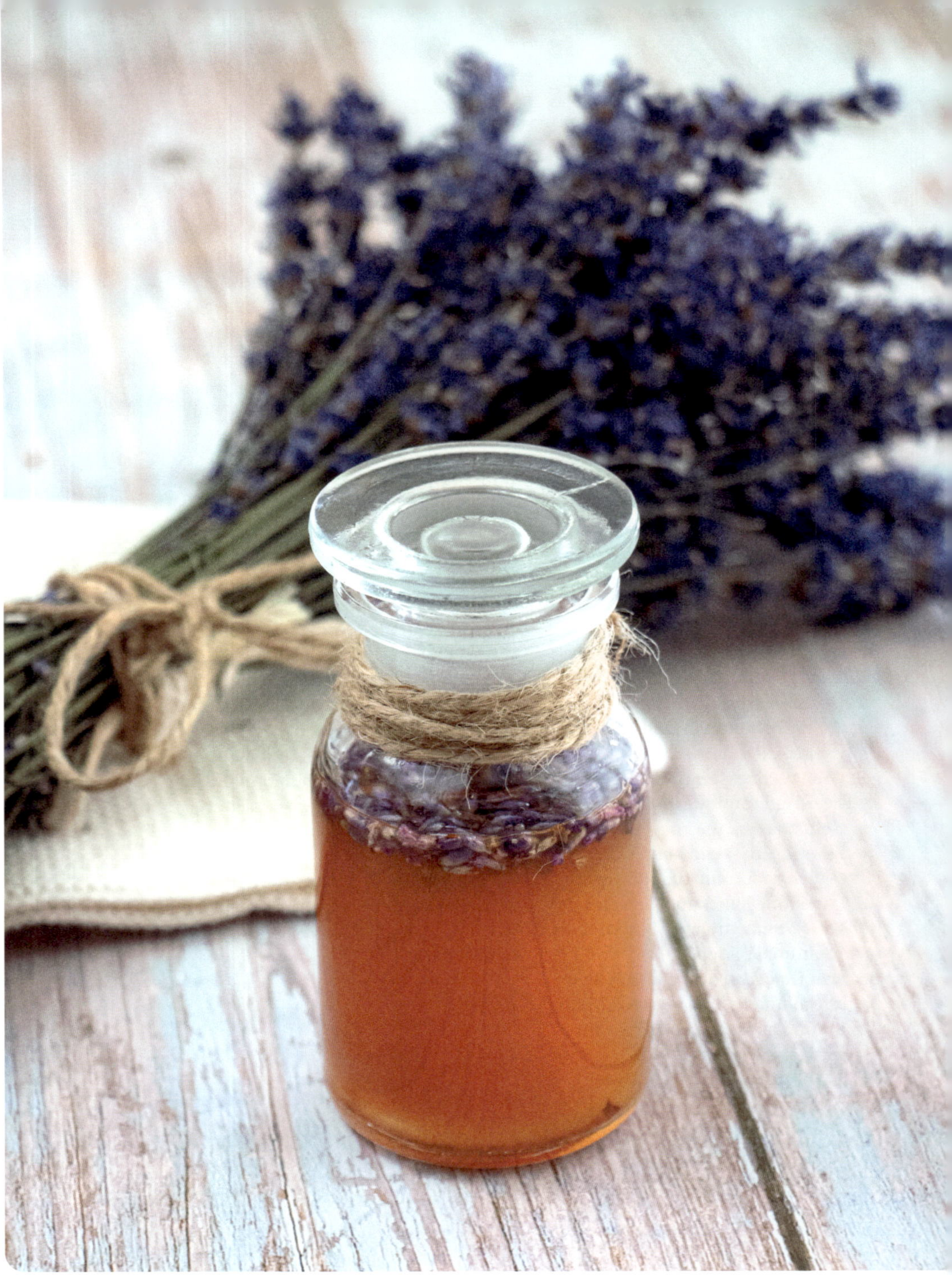

LAVENDELESSIG

Lavendelessig ist wie jeder Essigauszug (siehe S. 29) sehr einfach herzustellen und vielseitig einsetzbar.
Für etwa 250 ml Lavendelessig werden benötigt:

- 1 EL frische oder 1 TL getrocknete Lavendelblüten
- 250 ml naturtrüber Apfelessig, alternativ Weißweinessig, in Bioqualität
- 1 Schraubglas zum Ziehenlassen, keimfrei (siehe S. 16)
- 1 Braunglasflasche mit 250 ml Fassungsvermögen zum Abfüllen und Aufbewahren

So wird der Lavendelessig zubereitet:

1. Lavendelblüten und Essig in ein Schraubglas füllen und dieses verschließen.
2. Die Mischung an einem warmen, schattigen Ort zwei Wochen lang ziehen lassen (getrockneten Lavendel drei Wochen). Dabei täglich schütteln, damit sich die Wirkstoffe lösen und sich (bei der Verwendung frischer Blüten) kein Schimmel bildet.
3. Den Essigauszug durch ein Sieb filtern und in eine verschließbare Braunglasflasche abfüllen.

Bei sauberer Arbeitsweise ist der Essig mindestens ein halbes Jahr lang haltbar.
Bei fettiger Haut oder Akne lässt sich der Lavendelessig als Gesichtswasser verwenden. Dazu den Essig mindestens 1 : 1 mit Wasser verdünnen – wenn die Mischung noch zu sehr auf der Haut beißt, nimm mehr Wasser – und mit einem Kosmetikpad auf die Haut auftragen. Der Essig stimuliert das Wachstum neuer Hautzellen und reguliert die Tätigkeit der Talgdrüsen.

Gegen Sonnenbrand einen Teil Lavendelessig mit drei bis vier Teilen Wasser in einem Pumpzerstäuber vermischen und die betroffenen Stellen damit besprühen, sodass sich ein dünner Film auf die strapazierte Haut legt. Die Verdunstungskälte lindert die Hitze und die antibakteriellen und wundheilenden Bestandteile aus Lavendel und Essig helfen der Haut dabei, zu heilen und sich zu regenerieren.
Für ein Fußbad gegen schwere Beine gib 5 EL Lavendelessig in 2 L warmes Wasser und bade deine Füße etwa 10 min darin.

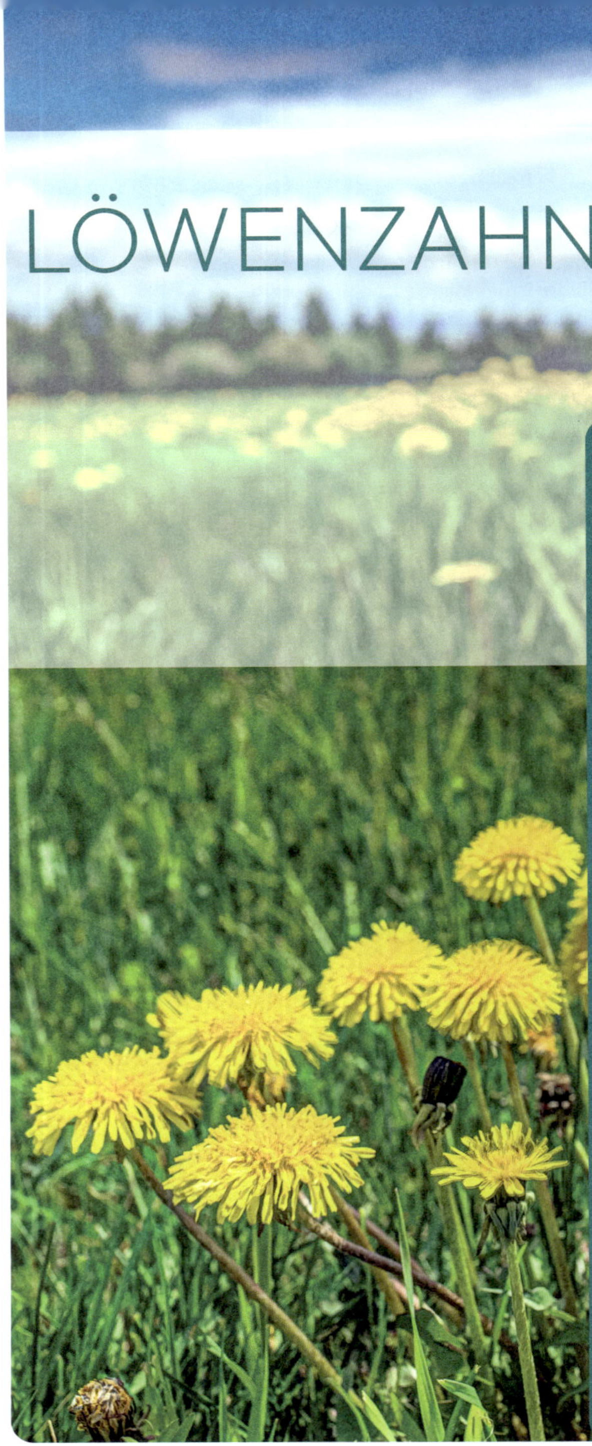

LÖWENZAHN

STECKBRIEF

- **Erntezeit:** März–Oktober
- **Verwendbare Pflanzenteile:** Blätter, Blüten, Wurzeln
- **Wichtige Inhaltsstoffe (A–Z):** Bitterstoffe, Flavonoide, Inulin, Phenylcarbonsäuren, Phytosterone
- **Nützliche Eigenschaften (A–Z):** appetitanregend, harntreibend, gallentreibend, stoffwechselanregend, verdauungsfördernd
- **Kann u. a. helfen bei (A–Z):** Appetitlosigkeit, Ekzemen, Frühjahrsmüdigkeit, Gallenschwäche, Gelenkerkrankungen, Gicht, Hautleiden, Leberschwäche, Magenschwäche, Nierensteinen, Pickeln, Rheuma, Verstopfung, Wassersucht

Der Gewöhnliche Löwenzahn, lat. *Taraxacum officinale*, wird auch Echter Löwenzahn, Gemeiner Löwenzahn, Gemeine Kuhblume, Pusteblume oder Butterblume genannt. Die Pflanze hilft hauptsächlich dabei, Endprodukte des Stoffwechsels aus dem Körper abzutransportieren. Dadurch ist sie sehr gut geeignet, sowohl Probleme mit Nieren und Blase als auch Gelenkprobleme durch Gicht und Arthrose sowie Rheuma zu lindern. Auch das Hautbild kann sich bessern.
Verwechselt werden kann der Gemeine Löwenzahn auf den ersten Blick mit dem Gewöhnlichen Ferkelkraut und dem Milchkraut (auch Schaftlöwenzahn oder Leontodon genannt). Auf den zweiten Blick zeigt sich, dass diese beiden Pflanzen solide Stängel haben und der Gemeine Löwenzahn einen hohlen.

Hinweise: Bei Krankheiten der Gallenwege, der Nieren oder der Leber sollte die Einnahme von Löwenzahn nur nach ärztlicher Absprache erfolgen. Zudem wird oft vor dem Milchsaft in den Stängeln der Löwenzahnblüte gewarnt. Gerade bei älteren Pflanzen enthält der weiße Saft verstärkt Bitterstoffe, Harze und Triterpene, die beim Verzehr in größeren Mengen zu Magen-Darm-Beschwerden führen können.

ANBAUTIPPS

Wenn noch kein Löwenzahn in deinem Garten wächst, sammle am besten an Feldrändern oder auf Wiesen ein paar Pusteblumen und setze die Samen an einen sonnigen bis halbschattigen Ort in deinem Garten. Die Pflanzen sind zwar eher anspruchslos, sprießen aber besser in feuchten, nährstoffreichen Böden. Setze die Samen ca. 1 cm tief mit mindestens 30 cm Abstand in die Erde. Gesät werden kann im August und September oder im folgenden Jahr im März oder April.
Auf Terrasse oder Balkon wird Löwenzahn am besten in tiefe Töpfe gesetzt, damit die langen Pfahlwurzeln Platz genug haben.
Für die Ernte junger Blätter und Wurzeln eignen sich Pflanzen am besten, die noch keine Blütenansätze ausgebildet haben, weil sie weniger bitter schmecken. Die langen Wurzeln lassen sich gut mit einem Unkrautstecher oder einem alten Messer ausgraben.

LÖWENZAHNSAFT

1. 2 Handvoll junge Löwenzahnblätter gründlich waschen und in grobe Stücke schneiden.
2. Die Blattstücke in einem Mixer mit etwas Wasser mixen.
3. Den Pflanzenbrei durch ein engmaschiges Sieb oder ein Mulltuch pressen und den Saft in einem Behälter auffangen.

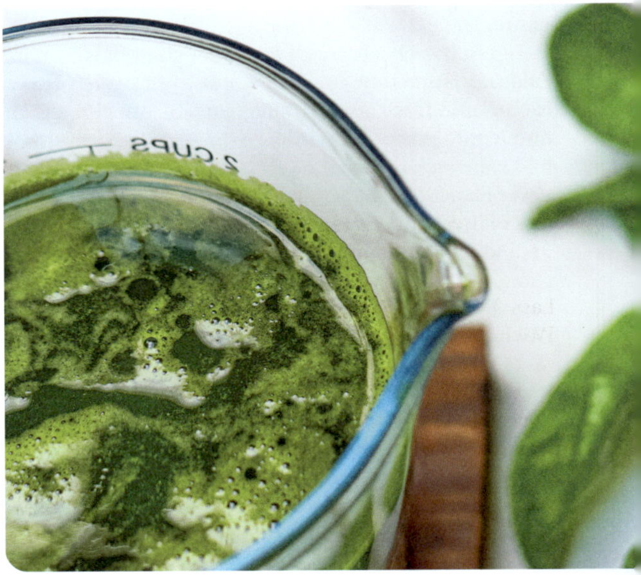

Der Frischpflanzensaft des Löwenzahns ist besonders gegen Frühjahrsmüdigkeit und Verdauungsprobleme zu empfehlen.
Trinke mehrmals täglich, am besten vor den Mahlzeiten, 50 ml Saft oder verdünne diese Menge mit etwas Wasser oder Obstsaft. Der Saft sollte nicht länger als zwei Wochen am Stück eingenommen werden.

LÖWENZAHNTEE

TEE AUS BLÄTTERN:

1. 1 Handvoll frische Löwenzahnblätter in Streifen schneiden und mit 1 L kochendem Wasser übergießen.
2. Den Tee nach 10 min abseihen und maximal drei Tassen am Tag davon trinken.

Vor der oder zur Mahlzeit getrunken, hilft der Tee, schweres, fettes Essen besser zu verdauen. Die Bitterstoffe des Löwenzahns regen die Magensaftsekretion an, wirken entblähend und helfen bei Sodbrennen.

TEE AUS WURZELN:

1. 2–3 frische, gereinigte Wurzeln abends in 1 L Wasser ansetzen.
2. Am nächsten Tag das Wasser mit den Wurzeln kurz aufkochen, 10 min zugedeckt ziehen lassen und den Tee dann abseihen.
3. Von dem Tee können täglich drei bis vier Tassen getrunken werden, jeweils eine Tasse eine halbe Stunde vor dem Essen.

Der Tee aus Wurzeln ist besonders für Menschen mit Nieren-, Blasen- oder Gallenbeschwerden oder Entzündungen wie Rheuma geeignet. Auch gegen trockene Haut wirkt der Wurzeltee.

LÖWENZAHNTINKTUR GEGEN FRÜHJAHRSMÜDIGKEIT

Folge der Anleitung für eine alkoholische Tinktur auf Seite 27 mit diesen Zutaten:

- 1 Handvoll frische Löwenzahnblätter und -blüten
- Alkohol mit mindestens 40 Vol.-%

Lass die Pflanzenteile drei bis vier Wochen im Alkohol ausziehen.

Im Rahmen einer Frühjahrskur nimm über einen Zeitraum von drei bis vier Wochen dreimal täglich bis zu 20 Tropfen der Tinktur ein, entweder pur oder mit Wasser verdünnt. So können die Frühjahrsmüdigkeit vertrieben, die Verdauung angeregt, der Körper entgiftet, das Blut gereinigt und die Ausschwemmung von Giftstoffen beschleunigt werden.
Äußerlich wird die Tinktur gegen Hautunreinheiten, Akne oder entzündliche Hauterkrankungen eingesetzt. Betupfe dafür die betroffenen Körperstellen zwei- bis dreimal täglich mit der Tinktur. Damit bei regelmäßiger Anwendung die Haut nicht zu sehr durch den Alkohol austrocknet, kannst du die Tinktur direkt bei der Anwendung mit ein paar Tropfen Mandelöl mischen.

LÖWENZAHNWURZEL-TINKTUR

Folge der Anleitung für eine alkoholische Tinktur auf Seite 27 mit diesen Zutaten:

- 1 Handvoll frische Löwenzahnwurzeln, geschnitten
- Alkohol mit 70 Vol.-%

Lass die Wurzeln zwei bis sechs Wochen im Alkohol ausziehen.
Abhängig von der Stärke der Tinktur können bis zu fünfmal täglich etwa eine Viertelstunde vor dem Essen 5–20 Tropfen unverdünnt eingenommen werden.
Die enthaltenen Bitterstoffe stärken den gesamten Magen-Darm-Trakt und fördern die Verdauungsleistung. Die Tinktur unterstützt besonders die Leber bei ihrer entgiftenden Funktion und fördert den Gallenfluss.
In Gelenken können mit der Tinktur störende Ablagerungen sanft gelöst und entfernt werden.
Der in den Wurzeln enthaltene Ballaststoff Inulin wirkt sich positiv auf den Blutzuckerhaushalt aus und vermag starke Schwankungen auszugleichen und zu stabilisieren.

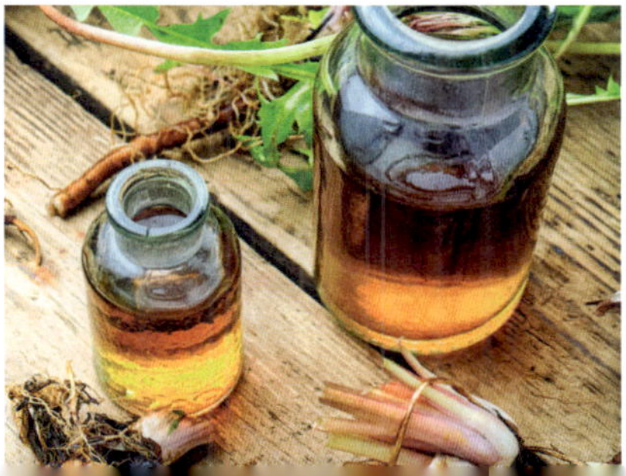

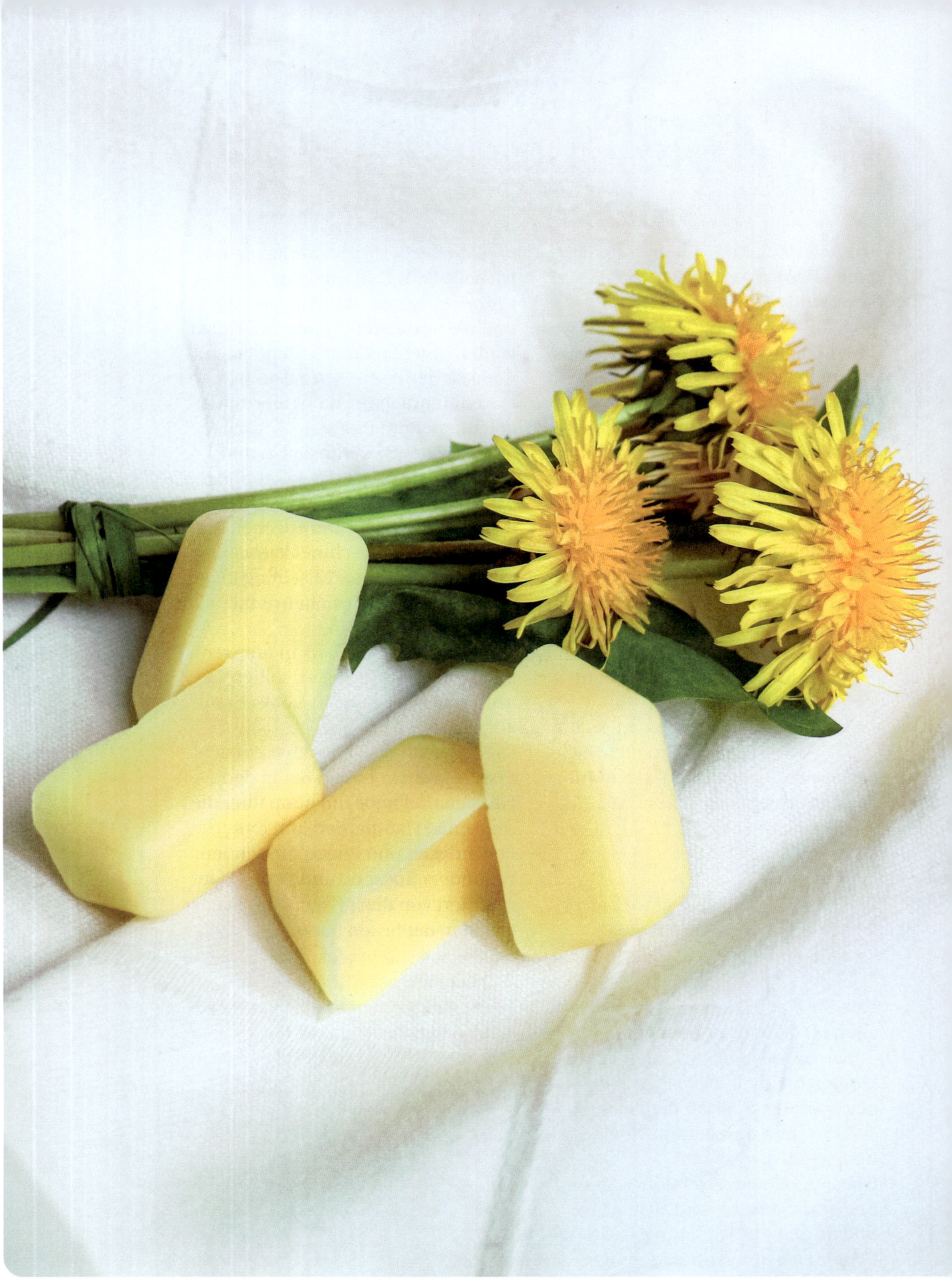

LOTION BARS MIT LÖWENZAHN FÜR UNTERWEGS

Eine Alternative zu feuchtigkeitsspendenden Cremes in Tiegeln oder Tuben für unterwegs sind feste Lotion Bars, die ganz plastikfrei in kleinen Blechdosen oder Papiertüten in jede Tasche passen.
Die feste Lotion schmilzt bei Hautkontakt an und du kannst damit die Hände, aber auch trockene Stellen wie Ellenbogen oder Schienbeine einreiben. Das trockene Gefühl ist im Nu verschwunden.

Für die Lotion Bars werden benötigt:

- 30 g Löwenzahnöl (siehe S. 35, Kaltauszug über 3–4 Wochen)
- 30 g Sheabutter
- 27–33 g Bienenwachs, alternativ 13–16 g veganes Carnaubawachs
- Eiswürfel-, Pralinen- oder Muffinformen

Die Herstellung ist einfach:

1. Das Öl mit dem Wachs im Wasserbad nur gerade so weit erhitzen, dass das Wachs schmilzt. Bei Carnaubawachs ist dafür eine höhere Temperatur nötig.
2. Die Hitzequelle abstellen und die Mischung auf handwarme Temperatur abkühlen lassen.
3. Nun die Sheabutter zugeben und unter Rühren schmelzen lassen.
4. Die noch warme Mischung in bereitgestellte Förmchen abfüllen.

Auch wenn sich die Bars in nur wenigen Minuten verfestigen, sollten sie noch einen Tag lang im Kühlschrank aushärten.
Die Anwendung ist denkbar einfach: Erwärme einen Lotion Bar in den Händen und reibe ihn dann über die trockenen Hautpartien, um ihnen Feuchtigkeit und Pflege zu spenden. Besonders trockene und rissige Haut profitiert von den pflegenden Eigenschaften der festen Lotion.

Tipp: Der Wachsanteil lässt sich je nach Jahreszeit variieren, denn er sorgt dafür, dass die Bars fest bleiben. Im Winter wird weniger Wachs benötigt, im Sommer entsprechend etwas mehr.

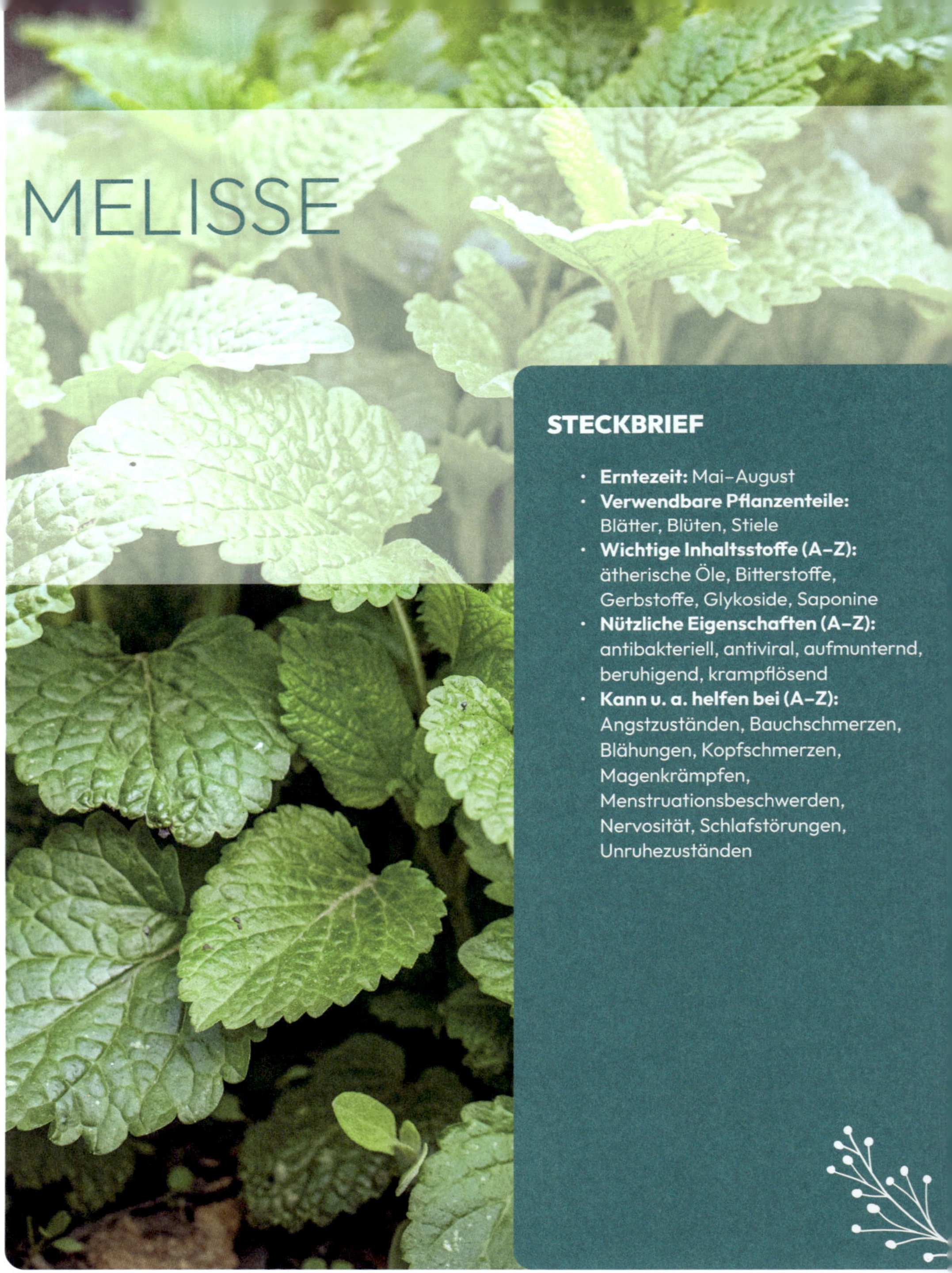

MELISSE

STECKBRIEF

- **Erntezeit:** Mai–August
- **Verwendbare Pflanzenteile:** Blätter, Blüten, Stiele
- **Wichtige Inhaltsstoffe (A–Z):** ätherische Öle, Bitterstoffe, Gerbstoffe, Glykoside, Saponine
- **Nützliche Eigenschaften (A–Z):** antibakteriell, antiviral, aufmunternd, beruhigend, krampflösend
- **Kann u. a. helfen bei (A–Z):** Angstzuständen, Bauchschmerzen, Blähungen, Kopfschmerzen, Magenkrämpfen, Menstruationsbeschwerden, Nervosität, Schlafstörungen, Unruhezuständen

Die Melisse, lat. *Melissa officinalis*, wird wegen ihres Duftes nach Zitrone auch Zitronenmelisse genannt. Andere Namen sind Gartenmelisse, Englische Melisse, Honigblume, Herztrost, Frauenwohl oder Zitronenkraut. Überwiegend wird die Zitronenmelisse wegen ihrer beruhigenden ätherischen Öle gegen nervöse Unruhe und Schlafstörungen eingesetzt. Die entspannende Wirkung kann aber auch Magen-Darm-Probleme sowie Menstruationsbeschwerden lindern. Darüber hinaus wirkt die Pflanze entzündungshemmend und antibakteriell, weshalb sie auch bei Hautproblemen helfen kann.

Hinweis: Verwechselt werden kann die Melisse mit der Zitronenminze. Allerdings sind Melissenblätter runder bis eifömiger und weisen mehr Struktur auf als die eher lang gestreckten Blätter der Zitronenminze.

ANBAUTIPPS

Die Zitronenmelisse bevorzugt einen halbsonnigen oder sonnigen, geschützten Standort mit nährstoffreichem, durchlässigem Boden. Als Jungpflanze benötigt sie regelmäßige Bewässerung ohne Staunässe, bei einer zweijährigen Pflanze ist natürliches Regenaufkommen in der Regel ausreichend.
Die Aussaat erfolgt ab Februar oder März auf der Fensterbank oder nach dem letzten Maifrost direkt im Garten. Drücke die Samen nur auf der Erde fest, denn sie sind Lichtkeimer. Wenn die Pflänzchen etwa 5 cm groß sind, können sie im Abstand von 35 cm gepflanzt werden. Für Terrasse und Balkon eignen sich Blumentöpfe besser, weil Balkonkästen nicht ausreichend Platz nach unten bieten.
Zur Vermehrung lässt sich im Frühjahr auch ganz bequem der Wurzelballen einer bereits vorhandenen Pflanze mit einem scharfen Messer in mehrere Segmente mit jeweils mindestens zwei Trieben teilen und sofort wieder an einem neuen Standort einpflanzen. Alternativ können Stecklinge zur Vermehrung dienen. Dafür etwa 15 cm lange Stiele abschneiden, die unteren Blätter entfernen und die Stiele in Erde pflanzen. Die Stecklinge stets feucht halten, bis sie Wurzeln entwickelt haben.
Zitronenmelisse im Garten ist winterhart. Melisse im Blumentopf sollte jedoch an einem kalten, aber frostfreien Ort, z. B. in einem Wintergarten, überwintern.
Gesammelt wird die gesamte Pflanze – am besten kurz vor der Blüte, denn dann haben ihre Inhaltsstoffe die höchste Konzentration.

SOFORTHILFE BEI INSEKTENSTICHEN

Wenn dich im Garten eine Biene oder Wespe gestochen hat, zerreibe einige frische Melissenblätter und lege sie auf den Stich. Sehr bald hört der Schmerz auf und die Schwellung klingt ab. Auch gegen lästige Stechmücken sind die Blätter hilfreich. Auf der Haut verrieben, schreckt ihr intensiver Duft die Plagegeister ab.

MELISSENTEE

1. 1 TL getrocknetes oder 1 EL frisches Kraut mit 150–200 ml kochendem Wasser übergießen und abgedeckt ziehen lassen.
2. Nach 5 min abseihen (frische Blätter nach ca. 2 min, siehe S. 23), das Kondenswasser von der Abdeckung in den Tee fließen lassen und den Tee noch warm trinken.

Bei Einschlafstörungen wird der Tee am besten 30 min vor dem Zubettgehen getrunken.
Der Tee vermag bei Anspannung, Nervosität, Schlafstörungen und Magenbeschwerden zu helfen.
Für eine kurmäßige Anwendung dürfen täglich zwei bis drei Tassen getrunken werden. Es empfiehlt sich jedoch, nach spätestens sechs Wochen eine Pause einzulegen.

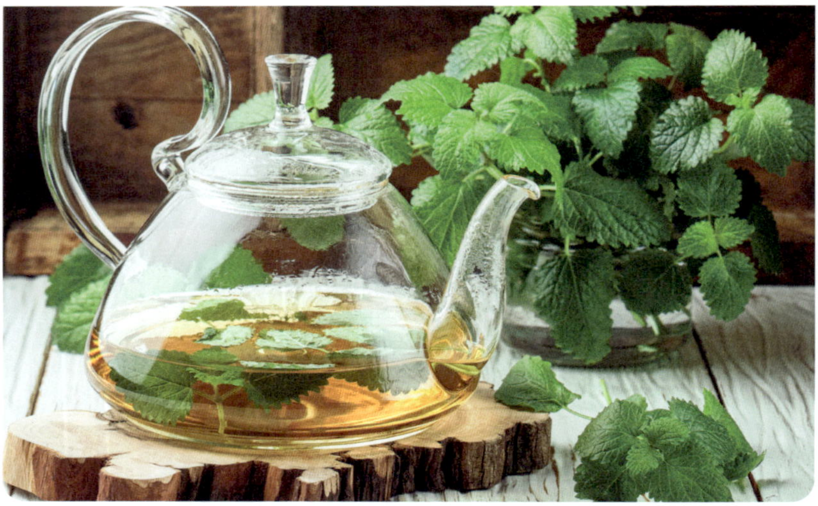

MELISSENGEIST

Traditionell wird für Melissengeist die speziell gezüchtete Klostermelisse verwendet, die besonders viele ätherische Öle enthält. Alternativ lässt sich auf selbst angebaute Zitronenmelisse zurückgreifen. Alle weiteren Zutaten unterstützen die heilsame Wirkung der Melisse, können aber auch weggelassen werden, falls sie nicht vorrätig sind oder wenn du sie nicht verträgst.
Folge der Anleitung für eine alkoholische Tinktur (siehe S. 27) mit diesen Zutaten:

- 150 ml Ansatzalkohol mit etwa 70 Vol.-% (Primasprit oder verdünnter Weingeist)
- 5 g Melissenkraut (etwa 5 Stängel), fein geschnitten
- 1 TL Anissamen, gemörsert
- 2 Kardamomkapseln, gemörsert
- 1 cm Zimtrinde oder 2–3 Zimtblüten, gemörsert
- 3–4 Gewürznelken, gemörsert
- 3 g Ingwer, fein geschnitten
- 2–4 Schwarze Pfefferkörner, gemörsert
- Braunglasflaschen zur Aufbewahrung, zum Beispiel Tropfflaschen

Lass die Kräuter-Gewürz-Mischung vier Wochen bei Zimmertemperatur ziehen.
Bis zu dreimal täglich 20 Tropfen einnehmen, verdünnt in Wasser oder Tee. Bei akuten Beschwerden können bis zu 50 Tropfen eingenommen werden.
Melissengeist hilft bei Erkältungsbeschwerden, innerer Unruhe, Nervosität und Schlafstörungen sowie als Einschlafhilfe vor dem Zubettgehen. Des Weiteren lindert er Magen-Darm-Beschwerden wie Bauchschmerzen, Appetitlosigkeit, Blähungen und Magenkrämpfe und fördert nach dem Essen die Verdauung.
Äußerlich angewendet, lindert Melissengeist Verspannungen oder Muskelkater. Verdünne dazu den Melissengeist mit der doppelten Menge Wasser und massiere ihn in die betroffenen Hautpartien ein. Nur auf gesunder Haut anwenden!

Tipp: Wenn du auf Alkohol verzichten möchtest, probiere doch mal, Melissengeist und andere Tinkturen auch mit Apfelessig (siehe S. 29) statt mit Alkohol anzusetzen.

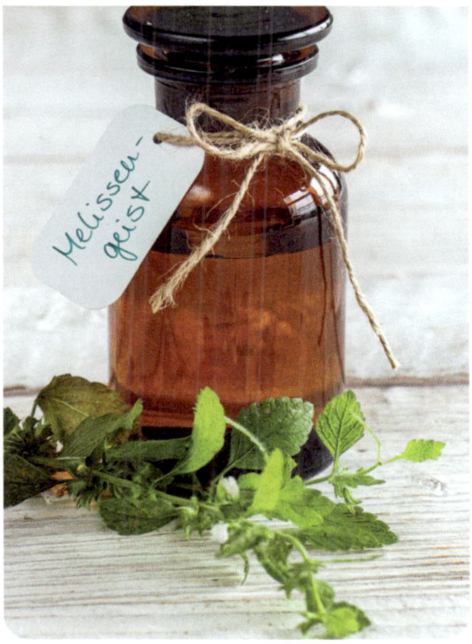

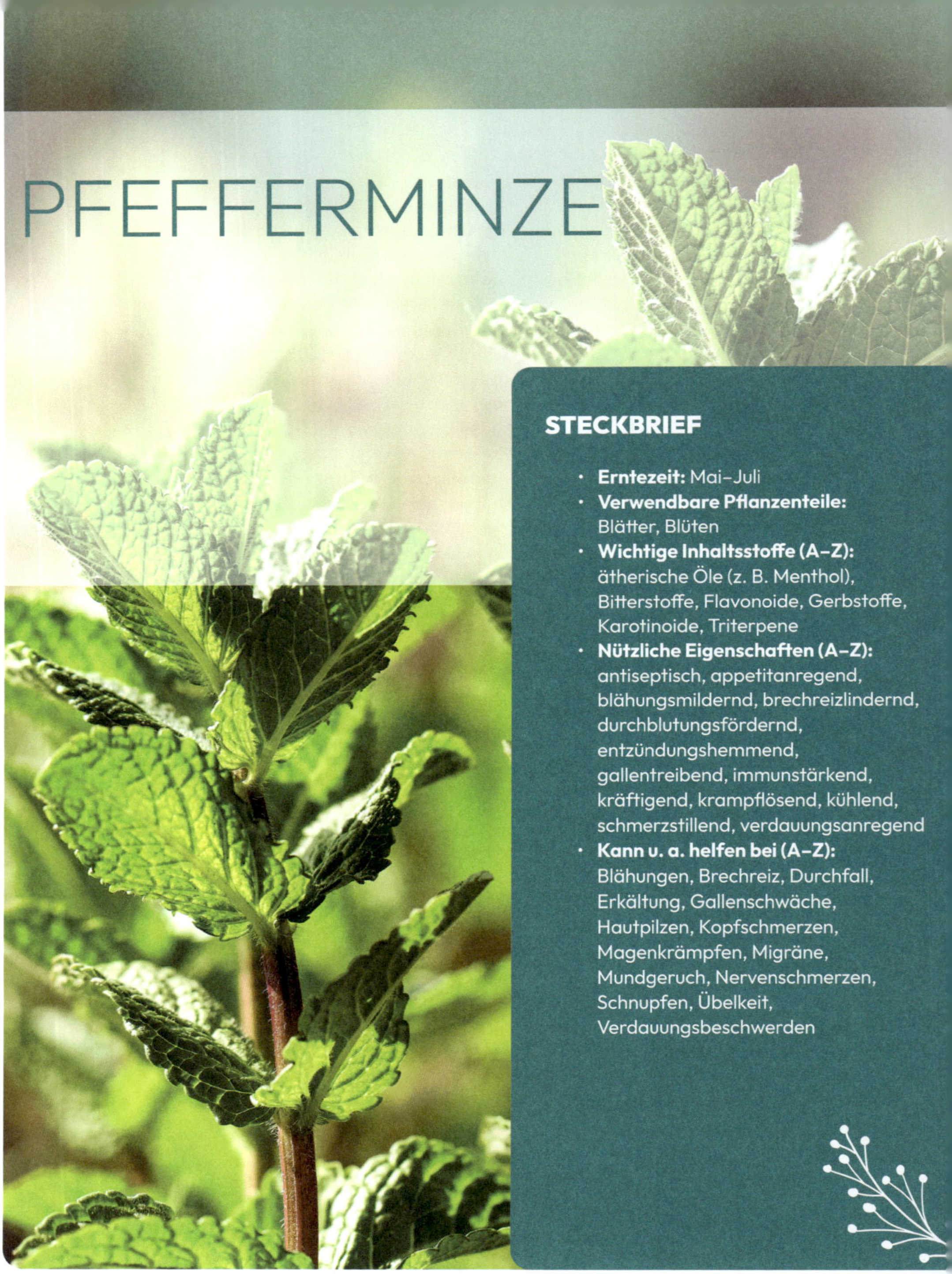

PFEFFERMINZE

STECKBRIEF

- **Erntezeit:** Mai–Juli
- **Verwendbare Pflanzenteile:** Blätter, Blüten
- **Wichtige Inhaltsstoffe (A–Z):** ätherische Öle (z. B. Menthol), Bitterstoffe, Flavonoide, Gerbstoffe, Karotinoide, Triterpene
- **Nützliche Eigenschaften (A–Z):** antiseptisch, appetitanregend, blähungsmildernd, brechreizlindernd, durchblutungsfördernd, entzündungshemmend, gallentreibend, immunstärkend, kräftigend, krampflösend, kühlend, schmerzstillend, verdauungsanregend
- **Kann u. a. helfen bei (A–Z):** Blähungen, Brechreiz, Durchfall, Erkältung, Gallenschwäche, Hautpilzen, Kopfschmerzen, Magenkrämpfen, Migräne, Mundgeruch, Nervenschmerzen, Schnupfen, Übelkeit, Verdauungsbeschwerden

Die Pfefferminze, lat. *Mentha × piperita*, wird auch Aderminze, Echte Minze, Englische Minze, Gartenminze, Hausminze oder Teeminze genannt. Die Pflanze wird gerne bei Problemen mit dem Verdauungstrakt verwendet, kann aber auch Hautprobleme und Kopfschmerzen lindern.

Hinweise: Verwechselt werden kann die Pfefferminze mit anderen Minzarten, die sich ähnlich verwenden lassen, aber einen niedrigeren Gehalt an Menthol aufweisen. Pfefferminze bei Gallenleiden nur nach ärztlicher Absprache verwenden. Bei chronischen Magenbeschwerden Pfefferminze nicht dauerhaft einnehmen. Die ätherischen Öle der Pflanze können die Schleimhäute von Babys und Kleinkindern reizen.

ANBAUTIPPS

Die winterharte Pfefferminze mag am liebsten sandige, nährstoffreiche und kalkhaltige Böden im Halbschatten. Sie benötigt regelmäßig Wasser, verträgt aber keine Staunässe. Alle Minzarten lassen sich sowohl im Garten als auch in einem Kübel auf dem Balkon oder der Terrasse kultivieren.
Ab Februar ist es möglich, die Minze aus Samen auf der Fensterbank vorzuziehen. Da die Samen Lichtkeimer sind, bedecke sie nicht mit Erde. Nach ca. zwei Wochen treiben die ersten Pflänzchen aus, die bei einer Wuchshöhe von etwa 10 cm am besten im Abstand von 30 cm in die Erde gesetzt werden. Zur Vermehrung lassen sich aber auch bereits vorhandene Pflanzen im Frühjahr teilen. Schneide dazu einfach den Wurzelstock einer üppig wachsenden Pflanze mit einem scharfen Messer in zwei Teile und setze sie wieder in die Erde.
Einmal im Garten heimisch geworden, vermehrt sich die Pfefferminze sehr schnell. Wenn du nicht möchtest, dass sie sich im gesamten Garten ausbreitet, empfiehlt es sich, eine Wurzelsperre um die Pflanze zu errichten, die zudem zwei Zentimeter aus dem Boden ragt. Geerntet werden die Blätter im Frühsommer vor der Blüte. Anschließend können sie an einem schattigen Ort getrocknet und in Schraubgläsern verwahrt werden.

PFEFFERMINZTEE

INNERLICHE ANWENDUNG

1. 1 TL frische oder 1 EL getrocknete zerkleinerte Blätter mit 150–200 ml siedendem Wasser übergießen und 5–8 min abgedeckt ziehen lassen (frische Blätter ca. 2 min, siehe S. 23).
2. Anschließend das an der Abdeckung kondensierte, besonders mentholhaltige Wasser zurück in den Tee gießen und den Tee warm genießen.

Pro Tag können bis zu drei Tassen des Tees getrunken werden, z. B. in diesen Fällen:

- Magen-Darm-Beschwerden wie Blähungen, Übelkeit, Krämpfe, Appetitlosigkeit, Reisekrankheit
- Kopfschmerzen und Migräne
- zur Vorbeugung von Zahnfleischerkrankungen und schlechtem Atem (trinken oder gurgeln)
- leichte Erkältungsbeschwerden

Hinweis: Während der Stillzeit sollte auf Pfefferminztee verzichtet werden, da er die Milchbildung hemmt. In Abstilltees ist Pfefferminze dagegen eine beliebte Zugabe.

Äußerlich wird der Tee genutzt, um allergische Ausschläge zu lindern. Tränke dazu ein Stück Baumwollstoff mit Tee, drücke es ein wenig aus und fixiere es auf der betroffenen Stelle. Mehrmals am Tag wiederholen.

ZUR INHALATION:

4 TL getrocknete oder 8 TL frische Pfefferminzblätter in einer Schüssel mit 1 L kochendem Wasser übergießen und 10–15 min lang die heißen Dämpfe gleichmäßig durch Mund und Nase einatmen.
Bei verstopften Atemwegen kann es helfen, die heißen Dämpfe und die ätherischen Öle des Tees zu inhalieren. Ein Handtuch über Kopf und Schüssel verstärkt die Intensität des Dampfs.

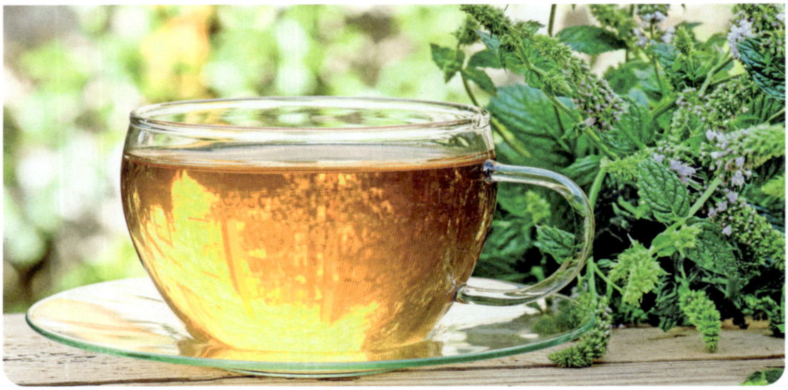

PFEFFERMINZSPÜLUNG FÜR GESUNDE KOPFHAUT

1. 3 TL getrocknete oder 3 EL frische Blätter mit 1 L kochendem Wasser übergießen.
2. Den Aufguss 10 min lang abgedeckt ziehen lassen, die Blätter abseihen, das Kondenswasser von der Abdeckung zurück in die Flüssigkeit gießen und den Aufguss abkühlen lassen.

Eine Haarspülung mit einem Pfefferminztee-Aufguss wirkt erfrischend und kann Juckreiz sowie Schuppen reduzieren.
Nach der Haarwäsche die abgekühlte Spülung über das feuchte Haar gießen und in die Kopfhaut einmassieren. Die Rinse nicht ausspülen, sondern nur abstreifen. Haare und Kopf in ein Handtuch wickeln und nur leicht ausdrücken. Danach das Haar entweder an der Luft oder mit einem nicht zu heißen Föhn trocknen.

ERFRISCHENDES KÖRPERPEELING

- 2 TL frische, gehackte Minzblätter
- 50 g Zucker (feinkörnig)
- 70 g Kokosöl
- Schraubglas

Ein belebendes und regenerierendes Körperpeeling mit Minze lässt sich aus wenigen Zutaten binnen kürzester Zeit herstellen.
Verrühre alle Zutaten gut miteinander und fülle sie zur Aufbewahrung in ein Schraubglas.
Für die Anwendung verreibe kleine Portionen der Paste in kreisförmigen Bewegungen auf dem Körper und spüle das Peeling dann mit reichlich Wasser ab.
Das Peeling wird am besten bei einer Temperatur unter 20 °C aufbewahrt, damit sich das Kokosöl nicht verflüssigt.

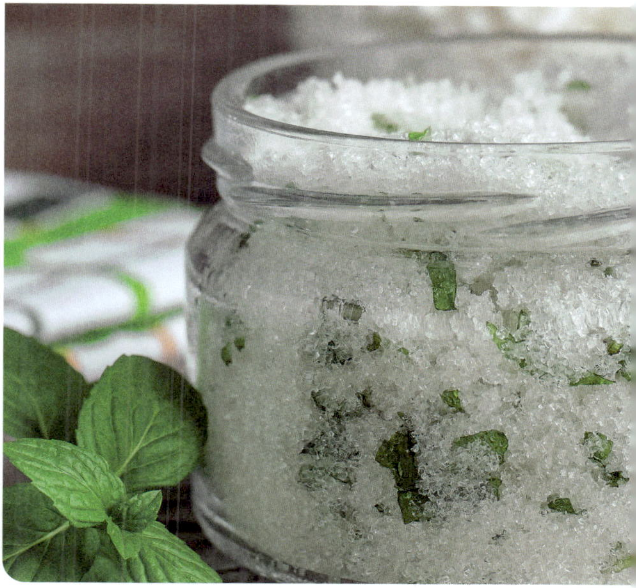

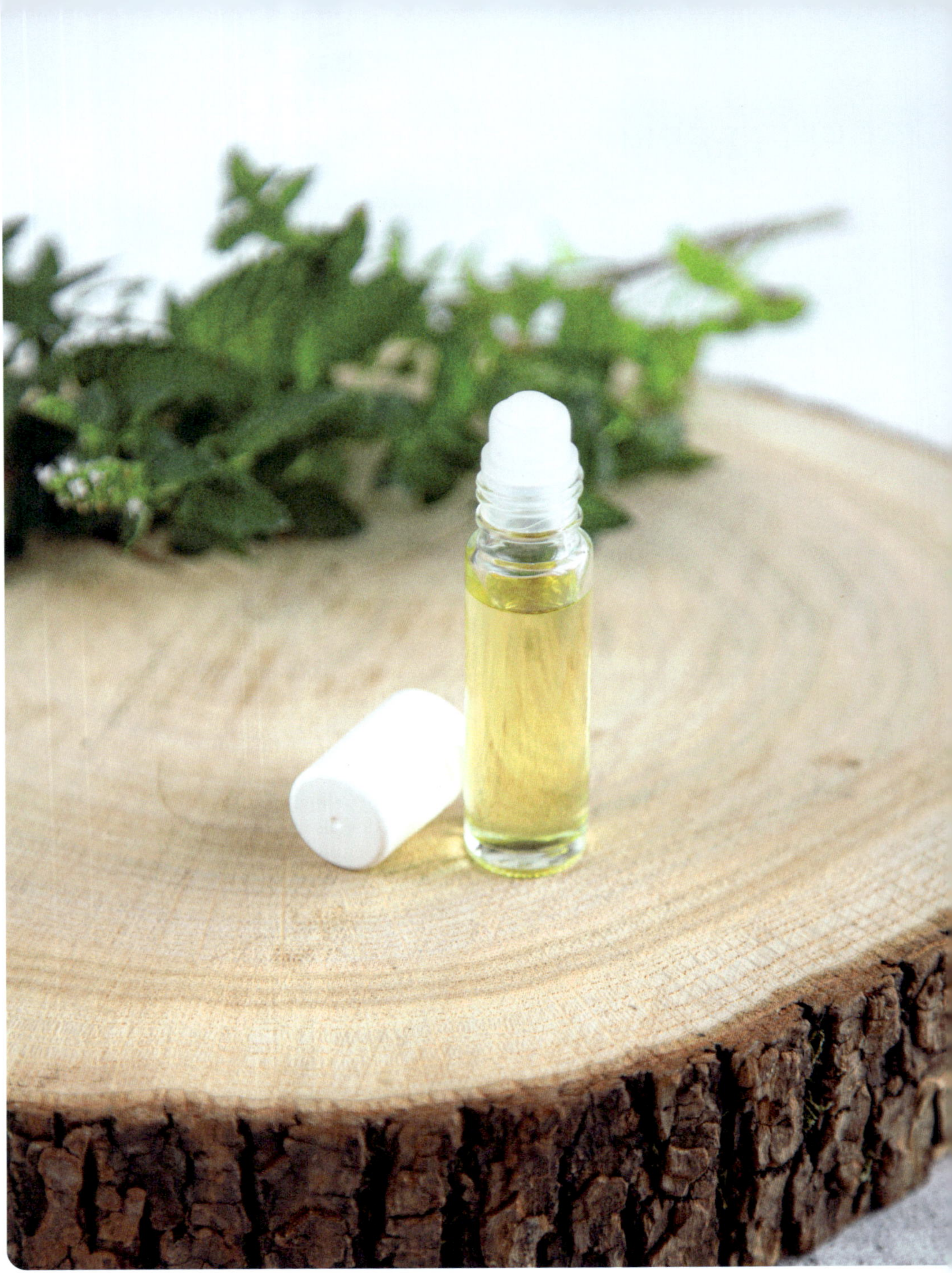

PFEFFERMINZÖL

Folge der Anleitung für einen Ölauszug auf Seite 35 mit diesen Zutaten:

- 1 Handvoll getrocknete Pfefferminzblätter
- Pflanzenöl (siehe S. 37)

Für einen Kaltauszug lass die Pfefferminze vier bis sechs Wochen ziehen.

Selbst gemachtes Pfefferminzöl ist zwar nicht so intensiv wie ätherisches Pfefferminzöl, lässt sich dafür aber sehr einfach anwenden, da es nicht verdünnt werden muss.

So wendest du das Pfefferminzöl an:

- Als natürliches Kopfschmerzmittel für unterwegs: Fülle ein wenig Öl in eine kleine Tropfflasche, einen Mini-Roll-on-Stift oder Ähnliches. Bei Bedarf auf die Schläfen auftragen und sanft einmassieren.
- Bei einer Erkältung ein wenig Pfefferminzöl auf dem Brustkorb einmassieren.
- Auch eine Inhalation mit 1 EL des Öls auf 1 L heißen, aber nicht kochenden Wassers kann bei verstopfter Nase Erleichterung bringen.
- Gegen den Juckreiz nach einem Mückenstich verreibe etwas von dem Öl auf dem Stich.
- Gegen Muskelkater lässt sich das Öl in das betroffene Hautareal einmassieren.
- Bei schweren Beinen gib 10–15 Tropfen des Öls in ein warmes Fußbad. Die Füße etwa 15 min lang darin baden.

RINGELBLUME

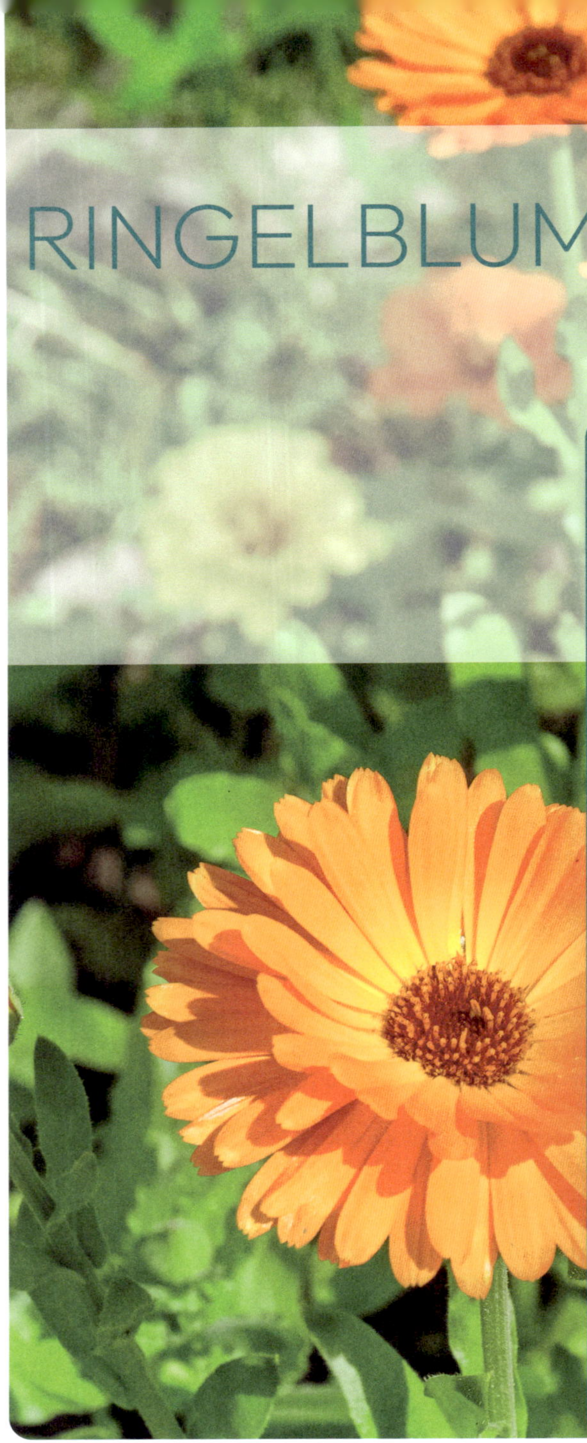

STECKBRIEF

- **Erntezeit:** Mai–Oktober
- **Verwendbare Pflanzenteile:** Blüten, Blätter
- **Wichtige Inhaltsstoffe (A–Z):** ätherische Öle, Bitterstoffe, Carotinoide, Flavonoide, Glykoside, Saponine, Schleimstoffe
- **Nützliche Eigenschaften (A–Z):** desinfizierend, entzündungshemmend, pilzhemmend, schmerzstillend, virenhemmend, wundheilungsfördernd
- **Kann u. a. helfen bei A–Z):** Brustwarzen-Drüsen-Entzündungen, Ekzemen, Geschwüren, Hautentzündungen, Lymphstau, Magenschmerzen, Menstruationsbeschwerden, Nagelbetteiterungen, Schleimhautentzündungen (Mund-Rachen-Raum), Verbrennungen, Verdauungsproblemen, Weißfluss, (schlecht heilenden) Wunden

Die Ringelblume, lat. *Calendula officinalis,* wird auch Gartendotterblume, Monatsblume, Ringelrose oder Morgenröte genannt. Ihre antiseptischen Wirkstoffe machen sie zu einem entzündungshemmenden und wundheilenden Universalmittel gegen zahlreiche Hautprobleme und Wunden. Innerlich angewendet, kann die Ringelblume unter anderem bei Magenbeschwerden und Verdauungsproblemen Linderung verschaffen.

Hinweis: Ringelblumen können in seltenen Fällen allergische Beschwerden auslösen.

ANBAUTIPPS

Einmal im Garten angebaut, hast du viele Jahre lang Freude an Ringelblumen, da sie sich immer wieder selbst aussäen. Auf dem Balkon lassen sich im Herbst die Samen problemlos absammeln und für das nächste Frühjahr aufbewahren.
Das Saatgut für Ringelblumen ist im Gartenfachhandel erhältlich. Besonders reich an gesunden Inhaltsstoffen sind die Sorten mit gefüllten Blüten. Die Pflanzen sind einfach zu ziehen, denn sie gedeihen an sonnigen Orten auf fast jedem Boden, am besten aber in tiefgründiger, nährstoffreicher Erde. Die Aussaat kann ab April bis in den August hinein erfolgen, und zwar mit etwa 20 cm Abstand zwischen den Samen. Ringelblumen mögen es nicht zu trocken, vertragen allerdings auch keine Staunässe.
Geerntet werden die Blüten am besten an einem trockenen Tag, wenn der Tau bereits verdunstet ist. Wenn sie schon ein bis drei Tage vor der Ernte keinen Regen mehr abbekommen haben, lassen sie sich am schnellsten trocknen (siehe S. 21).

RINGELBLUMENTEE

So wird Ringelblumentee aufgebrüht:

1. 2–3 getrocknete oder 1–2 frische Ringelblumenblüten in einer Tasse mit 250 ml sprudelnd kochendem Wasser übergießen.
2. Den Tee 5–10 min lang ziehen lassen (frische Blüten ca. 2 min, siehe S. 23), filtern und warm trinken.

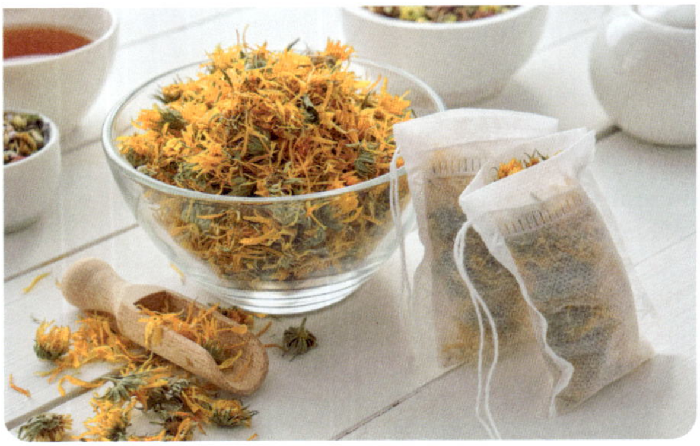

Der Tee kann innerlich und äußerlich zur Linderung dieser gesundheitlichen Probleme beitragen:

- Bei Magenbeschwerden, Darmstörungen und Verdauungsproblemen trinke über den Tag verteilt zwei bis drei Tassen warmen Ringelblumentee.
- Bei Sodbrennen und Übelkeit trinke zwischen den Mahlzeiten ein bis zwei Tassen Tee.
- Bei menstruationsbedingten Unterleibskrämpfen trinke während der gesamten Zeit der Regel ein bis zwei Tassen Ringelblumentee am Tag.
- Um Ekzeme, Hautentzündungen und Juckreiz zu lindern, lege ein in handwarmen Tee getränktes Tuch auf die betroffene Hautstelle, fixiere es z. B. mit einem dünnen Baumwolltuch und wechsle den Umschlag bei Bedarf mehrmals am Tag.

RINGELBLUMENÖL

Folge der Anleitung auf Seite 35 mit diesen Zutaten:

- 1 Handvoll Ringelblumenblüten, getrocknet
- Pflanzenöl je nach Einsatzzweck, (siehe S. 37)

Ringelblumenöl wird gerne in Salben verarbeitet (siehe S. 121). Pur eignet es sich aber auch sehr gut zur Linderung von Sonnenbrand und um kleine Wunden zu versorgen. Zur Pflege allgemein trockene Haut das Öl am besten auftragen, wenn die Haut noch ein wenig feucht ist. Auch als Massageöl für empfindliche Haut wird Ringelblumenöl oft verwendet.

Hinweis: Bei bekannter Allergie auf Korbblütler das Öl vorsichtshalber nur aus den Blütenblättern herstellen.

RINGELBLUMENSALBE

Für eine Salbe mit Ringelblumen, auch Calendulasalbe genannt, gibt es vielfältige Anwendungsgebiete. Sie kann bei Wunden, Quetschungen, Verstauchungen, Blutergüssen, Brandwunden und Akne sowie bei Ekzemen, Narbenwucherungen, Geschwüren, Nagelbettentzündungen und wund gelegener Haut helfen.

Als Pflegemittel wird Ringelblumensalbe bei rissiger und spröder Haut zur Regenerierung verwendet. Dazu gehören wunde Babypopos, trockene Hände, wunde Schnupfennasen, Schwangerschaftsstreifen, spröde Lippen und Sonnenbrand.
Auch gegen Haut- und Nagelpilz lässt sich die Salbe einsetzen.

Für etwa 130 g Salbe sind erforderlich:

- 60 g Ringelblumenöl (siehe S. 120)
- 50 g Lanolin anhydrid (Wollfett ohne Wasseranteil)
- 12 g Bienenwachs
- 8 g Ringelblumentinktur (optional, siehe S. 122)
- kleiner Topf für das Wasserbad
- hitzebeständiges Glas zum Anrühren
- Salbentiegel oder weiteres Schraubglas zum Abfüllen und Aufbewahren, keimfrei (siehe S. 16)

So geht's:

1. Lanolin im Wasserbad schmelzen.
2. Öl dazugießen und gut verrühren.
3. Bienenwachs hineingeben und unter Rühren schmelzen lassen.
4. Optional die Tinktur unterrühren.
5. In keimfreie Salbentiegel oder ein kleines Schraubglas füllen und erkalten lassen. Erst nach dem Erkalten verschließen und die Gläser beschriften.

Nach Anbruch wird die Salbe am besten innerhalb von ein bis drei Monaten aufgebraucht und stets im Kühlschrank gelagert. Wenn du größere Mengen herstellst, fülle sie lieber in mehrere kleine Tiegel ab. Entnimm die Salbe nur mit einem sauberen Spatel oder Löffel, damit so wenige Keime wie möglich hineingelangen.

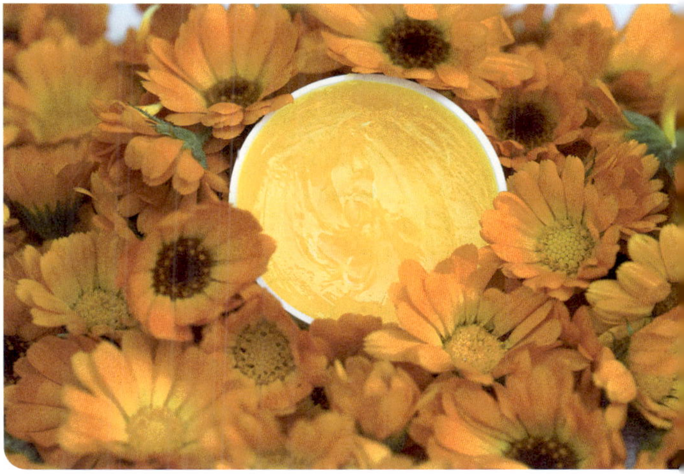

RINGELBLUMENTINKTUR

Folge der Anleitung auf Seite 27 mit diesen Zutaten:

- 1 Handvoll getrocknete oder 2 Handvoll frische Blütenblätter der Ringelblume (ohne den grünen Blütenkorb in der Mitte)
- Alkohol mit mindestens 40 Vol.-%

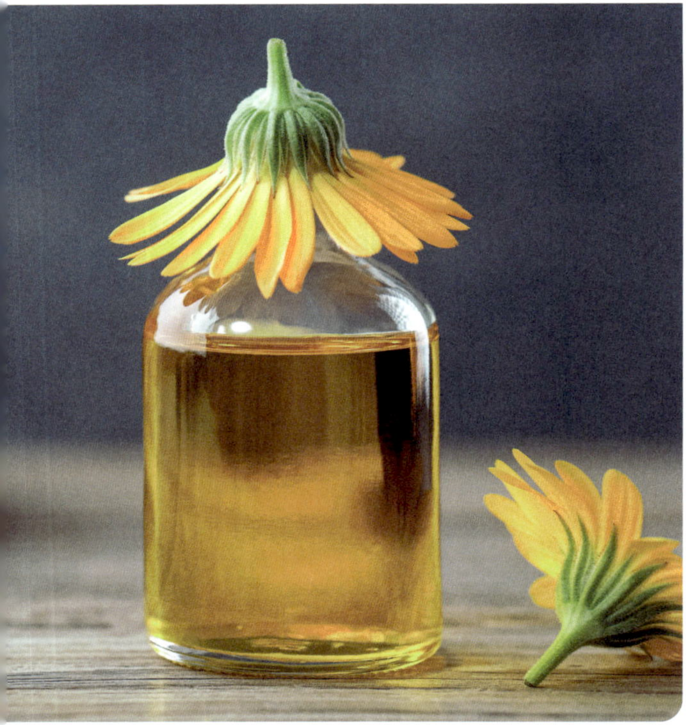

Lass die Blüten vier bis sechs Wochen lang im Alkohol ausziehen und filtere die Tinktur anschließend. Ringelblumentinktur ist sowohl für die innerliche als auch für die äußerliche Anwendung geeignet:

- Bei Übelkeit, Verdauungsproblemen und Gallenbeschwerden nimm zwei- bis dreimal täglich zwischen den Mahlzeiten 5 Tropfen Tinktur auf 200 ml Wasser ein.
- Bei Unterleibskrämpfen während der Menstruation nimm ein- bis dreimal täglich oder bei akuten Schmerzen 10 Tropfen der Tinktur in einem Glas Wasser ein.
- Bei Entzündungen im Mund- und Rachenraum 5–10 Tropfen der Tinktur mit 200 ml Wasser verdünnen und zweimal täglich damit gurgeln.
- Bei Quetschungen, Schürfwunden und Brandwunden, aber auch bei unreiner Haut und Akne einige Tropfen der Tinktur direkt auf die betroffene Stelle auftragen.

LIPPENPFLEGE MIT RINGELBLUMEN

Die wohltuenden Lippenpflegestifte aus dem folgenden Rezept helfen gegen rissige Lippen.
Für 8–12 Lippenpflegestifte werden benötigt:

- 30 ml Ringelblumenöl (siehe S. 120)
- 15 g Sheabutter
- 15 g Bienenwachs
- 1 g Tocopherol (Vitamin-E-Öl), optional, für eine längere Haltbarkeit
- 8–12 Lippenstifthülsen mit 5–8 ml Fassungsvermögen, alternativ kleine Salbentiegel oder Schraubgläser, keimfrei

Das Vorgehen ist analog zu dem für die Lippenpflegestifte mit Kamille auf S. 87: Öl und Wachs schmelzen, dann die Sheabutter zugeben und ebenfalls schmelzen lassen. Nach ein wenig Abkühlung optional das Tocopherol unterrühren und die Masse noch warm in Lippenstifthülsen oder Tiegel füllen.

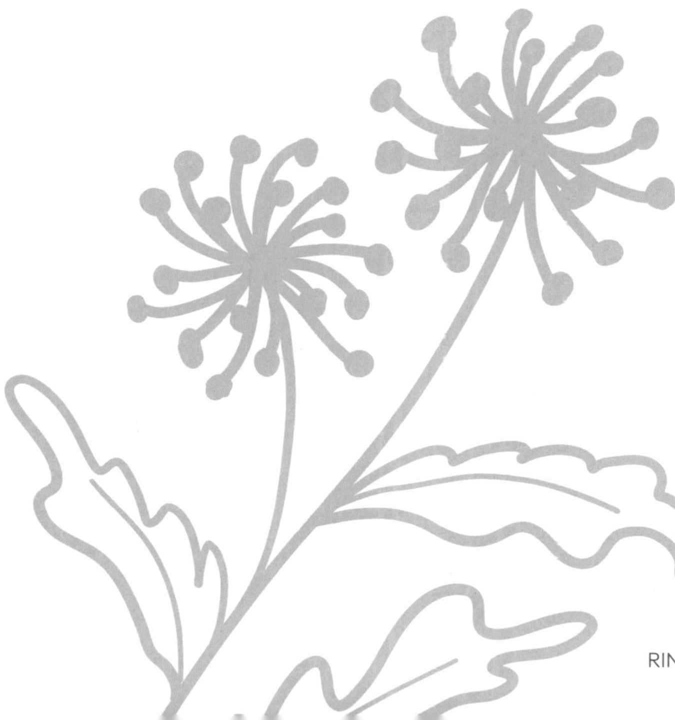

ROSMARIN

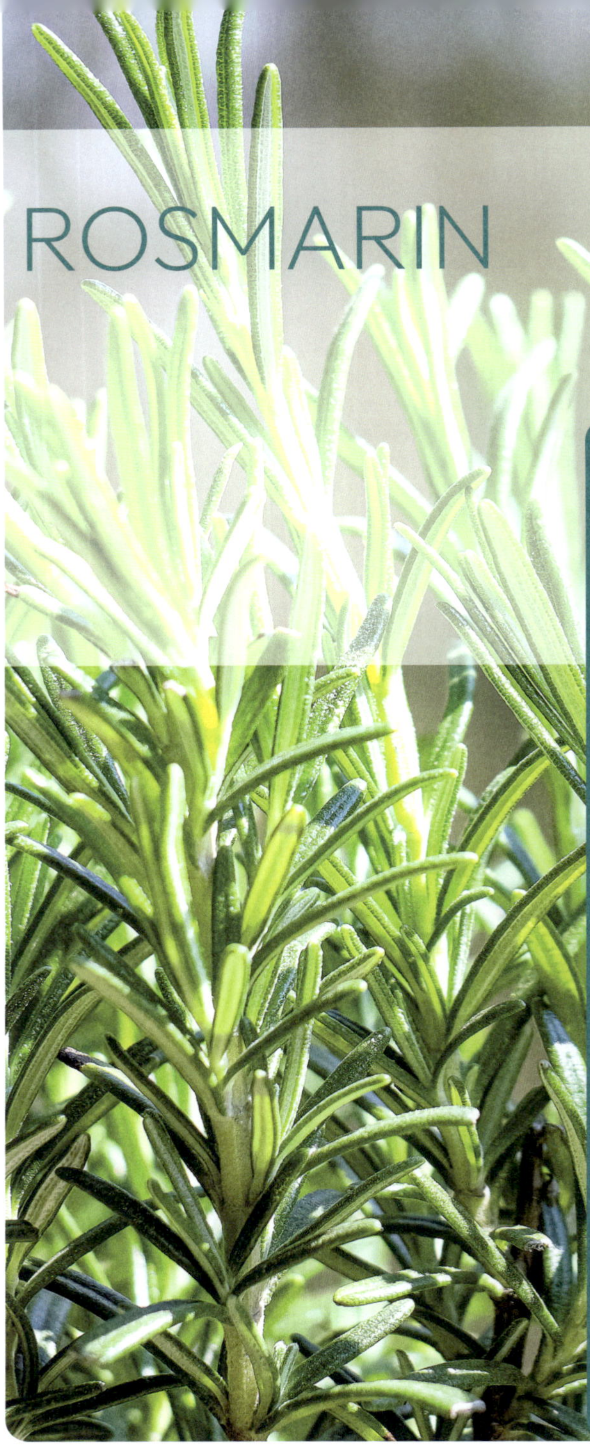

STECKBRIEF

- **Erntezeit:** ganzjährig
- **Verwendbare Pflanzenteile:** Blätter, auch „Nadeln“ genannt
- **Wichtige Inhaltsstoffe (A–Z):** ätherische Öle, Gerbstoffe, Flavonoide, Bitterstoffe
- **Nützliche Eigenschaften (A–Z):** adstringierend, antibakteriell, antimykotisch, appetitanregend, blähungswidrig, desinfizierend, durchblutungsfördernd, kreislaufanregend, gallentreibend, wärmend, wundheilungsfördernd
- **Kann u. a. helfen bei (A–Z):** Appetitlosigkeit, Blähungen, Durchblutungsstörungen, Kopfschmerzen, Kreislaufschwäche, Migräne, Verdauungsbeschwerden

Rosmarin, lat. *Salvia rosmarinus* bzw. (veraltet) *Rosmarinus officinalis,* wird auch Rosmarie, Antonkraut, Brautkraut, Gedenkemein oder Weihrauchkraut genannt und ist vor allem als stärkendes und anregendes Mittel geschätzt. Die Pflanze kann den Kreislauf und die Durchblutung anregen, weshalb sie sowohl bei Gelenk- und Muskelschmerzen verwendet wird als auch bei Kopfschmerzen durch zu niedrigen Blutdruck. Auch kalte Hände und Füße werden mit Rosmarin wieder warm und sogar Hautprobleme lassen sich mit ihm lindern. Nicht zuletzt wird Rosmarin ein positiver Einfluss auf die Verdauung und den Appetit zugeschrieben.

Hinweise: Da Rosmarin anregend wirkt, verzichten empfindsame Menschen am besten darauf, ihn abends anzuwenden, um den geruhsamen Schlaf nicht zu stören. Insbesondere Schwangeren wird geraten, nur geringe Mengen Rosmarin zu konsumieren und besonders vom Verzehr alkoholischer Auszüge mit Rosmarin ganz abzusehen.

ANBAUTIPPS

Rosmarin wächst am besten an einem sonnigen Ort auf trockenem, wenig gedüngtem, durchlässigem, kalkhaltigem Boden; Staunässe verträgt die Pflanze nicht. Das mehrjährige Kraut gedeiht sowohl im Garten als auch im Topf auf Balkon oder Terrasse.
Neue Pflanzen aus Samen werden am besten auf der Fensterbank vorgezogen. Dazu die Samen nur leicht auf der Erde festdrücken, da sie Lichtkeimer sind. Da die Samen aber lange zum Keimen brauchen und sehr temperaturempfindlich sind, ist es wesentlich einfacher, Rosmarin durch Stecklinge zu vermehren. Schneide dazu einen frischen Rosmarinzweig am unteren Ende schräg an und stelle ihn in ein Glas Wasser, bis sich Wurzeln bilden. Eingepflanzt werden die Stecklinge am besten nach dem letzten Frost im Mai. In der Erde haben die Pflanzen dann möglichst etwa 30 cm Abstand zueinander. Geerntet werden ganze Äste, denn so können wieder neue Äste nachwachsen. Der ideale Tageszeitpunkt zum Ernten für einen Vorrat, der getrocknet werden soll (siehe S. 21), ist gegen Mittag an einem sonnigen Tag. Dann ist der Tau getrocknet und die Konzentration der ätherischen Öle am höchsten. Für die frische Verwendung ist die Erntezeit unerheblich.

ROSMARINTEE

1. 1 EL getrocknete oder 2 EL frische Rosmarinblätter mit 250 ml kochendem Wasser übergießen und etwa 10 min abgedeckt ziehen lassen.
2. Die Blätter abseihen und das Kondenswasser von der Abdeckung zurück in die Flüssigkeit gießen (siehe S. 23).

Um den Appetit anzuregen, trinke etwa eine halbe Stunde vor den Mahlzeiten eine Tasse Tee, optional mit Honig gesüßt.
Bei Blähungen und Völlegefühl können ein bis drei Tassen Rosmarintee über den Tag verteilt getrunken werden.
Bei depressiven Verstimmungen vermag eine Inhalation der Teedämpfe und damit der ätherischen Öle des Rosmarins dazu beizutragen, die Lebensgeister zu wecken.

ROSMARINÖL

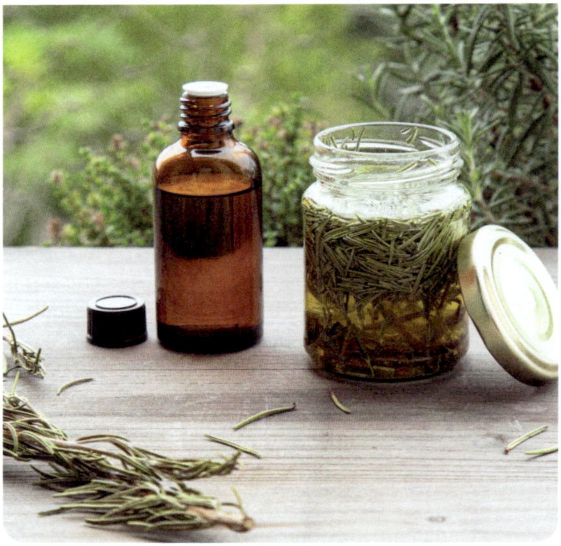

Folge der Anleitung für einen Ölauszug auf S. 35 mit diesen Zutaten:

- 4–6 getrocknete Rosmarinzweige, in kleine Stücke geschnitten
- Pflanzenöl (siehe S. 37)

Für einen Kaltauszug lass den Rosmarin drei bis vier Wochen im Öl ziehen.
Bei Muskelverspannungen und Muskelkater massiere die betroffenen Stellen mit dem Öl. Auch Beschwerden wie Rheuma oder Nervenschmerzen lassen sich durch Einreiben mit Rosmarinöl lindern.
Kalte Füße werden schneller warm, wenn sie mit Rosmarinöl massiert werden.
Bei Akne und Ekzemen trage das Öl dünn auf die Haut auf. Auch ein Vollbad mit 2–3 EL Rosmarinöl kann in solchen Fällen helfen – am besten tagsüber, damit der Schlaf durch die anregende Wirkung des Rosmarins nicht gestört wird.

ROSMARINSIRUP GEGEN KOPFSCHMERZEN

Statt Kopfschmerzen mit Tabletten zu bekämpfen, lohnt es sich auch, zu pflanzlichen Wirkstoffen zu greifen, die auf natürliche und sanfte Weise helfen.
Für den Rosmarinsirup werden benötigt:

- 3–4 Zweige frischer Rosmarin
- etwa 4 cm langes, daumendickes Stück Ingwer
- 100 ml Wasser
- Saft einer Zitrone
- 250 g naturbelassener Honig

So wird der Rosmarinsirup zubereitet:

1. Rosmarinnadeln von den Zweigen streifen und hacken. Ingwer in sehr feine Scheiben schneiden oder reiben.
2. Rosmarin, Ingwer und Wasser in einem kleinen Topf aufkochen, den Sud 10 min lang ziehen lassen, abseihen und etwas abkühlen lassen.
3. Honig, Zitronensaft und den Sud in ein Schraubglas geben und verrühren oder schütteln, bis ein gleichmäßiger Sirup entstanden ist.
4. Das Gefäß gut verschließen und am besten im Kühlschrank aufbewahren.

Gekühlt hält sich der Sirup mehrere Wochen lang.
Gib etwa 3–4 EL Sirup in ein Glas kaltes Wasser oder eine Tasse Tee (am besten lauwarm, um die Wirkstoffe von Honig und Zitrone zu bewahren). Bei Bedarf können mehrere Portionen verdünnten Sirups über den Tag verteilt eingenommen werden.
Die Zutaten des Sirups wirken gegen unterschiedliche Arten von Kopfschmerz:

- Rosmarin regt den Kreislauf an und lässt auf diese Weise Kopfschmerzen durch niedrigen Blutdruck und Kreislaufschwäche schnell verschwinden.
- Ingwer fördert ebenfalls die Durchblutung und regt den Stoffwechsel an, sodass Giftstoffe, die Kopfschmerzen verursachen, schneller ausgeschieden werden.
- Honig wirkt entzündungshemmend, antibakteriell und krampflindernd. Er hilft vor allem gegen Kopfschmerzen, die mit Erkältungskrankheiten einhergehen.
- Zitrone enthält viel Vitamin C, das die Schmerzempfindlichkeit herabsetzt und auch in vielen herkömmlichen Präparaten gegen Kopfschmerzen enthalten ist.

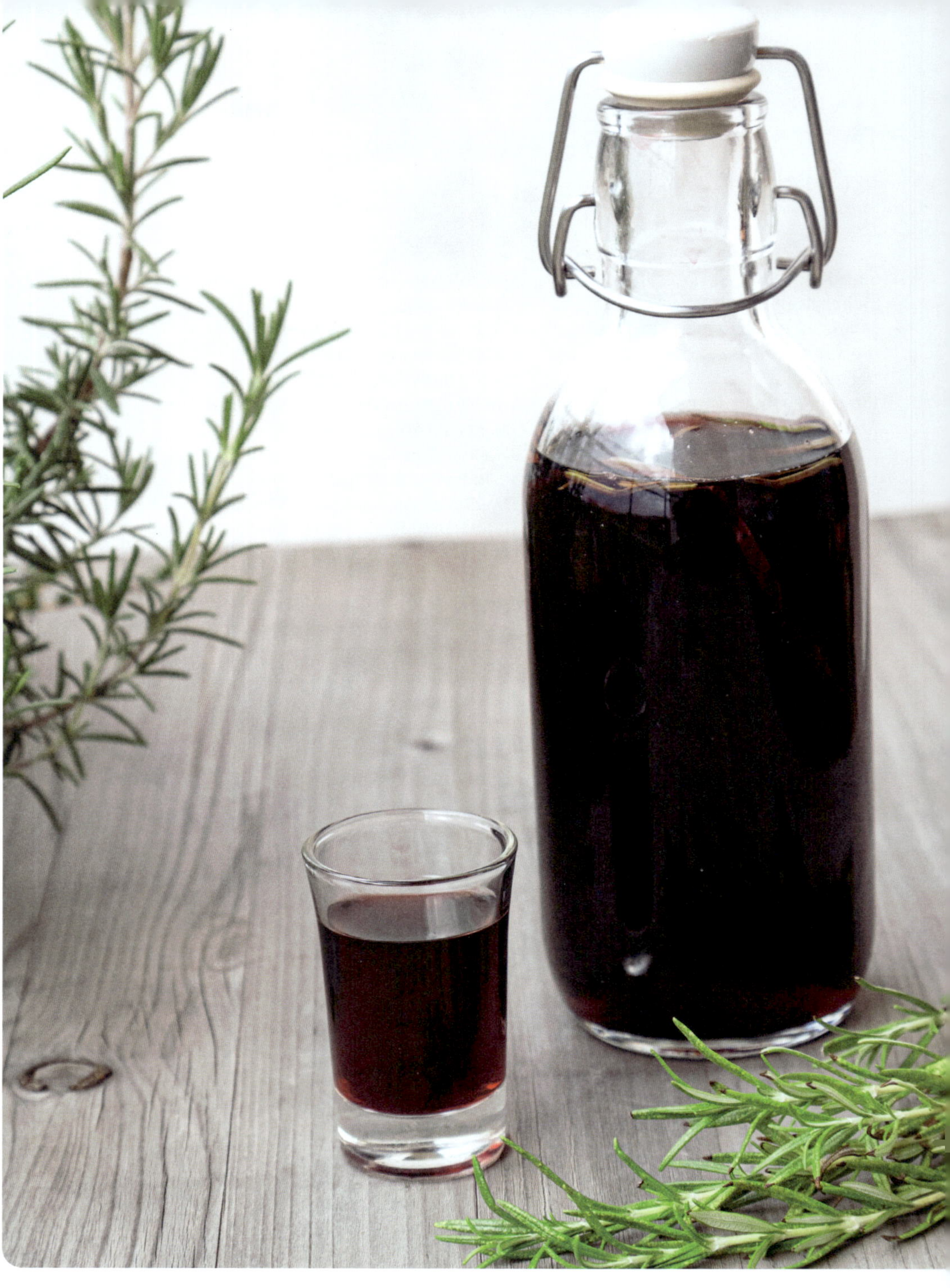

ROSMARINWEIN

Wenn einmal die eigene Energie nicht reicht, kann ein Gläschen Rosmarinwein die Lebensgeister neu wecken.
Diese Zutaten und Utensilien sind erforderlich:

- 1 Handvoll junge, frische Rosmarinspitzen
- 1 L Rot- oder Weißwein
- Schraubglas für den Ansatz, keimfrei (siehe S. 16)
- Flasche zur Aufbewahrung, keimfrei

So wird der Kräuterwein angesetzt:

1. Rosmarinspitzen in einem Gefäß mit Wein übergießen.
2. Das Gefäß verschließen und den Ansatz bei Zimmertemperatur ohne direkte Sonneneinstrahlung etwa eine Woche lang ziehen lassen. Jeden Tag schütteln, damit sich die Inhaltsstoffe besser lösen und kein Schimmel entsteht.
3. Den Rosmarin herausfiltern und den fertigen Rosmarinwein in eine saubere Flasche abfüllen.

Bei sauberer Arbeitsweise ist der Kräuterwein etwa ein halbes Jahr lang haltbar.
Ein Schnapsglas (ca. 20 ml) kann die Durchblutung und das Nervensystem anregen. So lassen sich Kopfschmerzen durch zu niedrigen Blutdruck lindern und die Konzentrationsfähigkeit kurzfristig steigern.
Nach einer Mahlzeit wird die gleiche Menge Wein getrunken, um Blähungen und Völlegefühl vorzubeugen.

Wenn es darum geht, Körper und Geist neu zu beleben, frische Energien zu schöpfen und Stimmungstiefs zu überwinden (z. B. im Frühjahr), wird gerne eine Kur mit Rosmarinwein durchgeführt. Dazu vier Wochen lang täglich vor dem Mittagessen 125 ml Rosmarinwein trinken. Da der Wein anregend wirkt, wird er besser nicht abends getrunken, um einen ruhigen Schlaf nicht zu gefährden.

Hinweis: Rosmarinwein ist wie alle anderen alkoholischen Anwendungen nicht für Kinder oder Menschen geeignet, die keinen Alkohol trinken sollten oder vertragen.

ROTER SONNENHUT

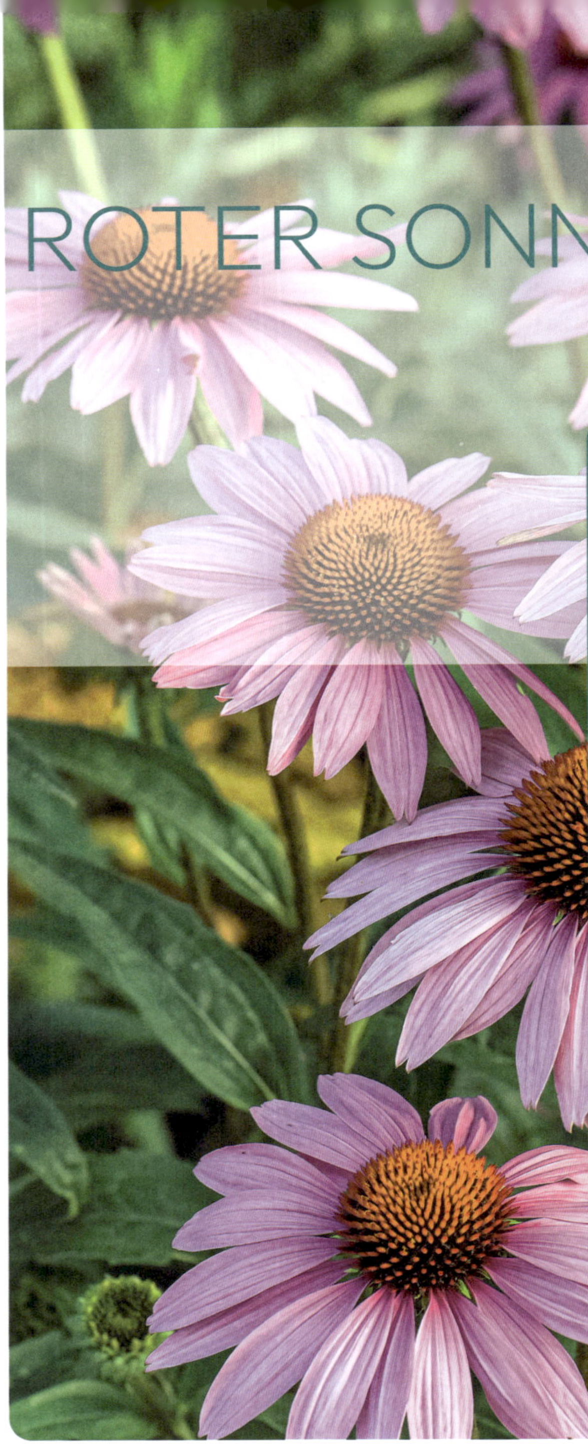

STECKBRIEF

- **Erntezeit:** Juli–September
- **Verwendbare Pflanzenteile:** Blüten, Stängel, Blätter
- **Wichtige Inhaltsstoffe (A–Z):** ätherische Öle, Alkylamide, Flavonoide, Glykoside (u. a. Echinacosid), Kaffeesäurederivate (Cichoriensäure), Polyacetylene, Polysaccharide, Vitamin C
- **Nützliche Eigenschaften (A–Z):** antibakteriell, antiviral, entzündungshemmend, immunstärkend, schleimlösend, schmerzstillend, wundheilend
- **Kann u. a. helfen bei (A–Z):** Bronchitis, Ekzeme, Erkältung, Grippe, Halsschmerzen, Harnwegsinfekten, Hautentzündungen, Husten, Mandelentzündungen, Ohrenschmerzen, Wunden, Verbrennungen

Der Rote Sonnenhut, lat. *Echinacea purpurea*, wird auch Sonnenhut, Roter Scheinsonnenhut, Purpur-Sonnenhut, Igelkopf, Kegelblume oder Rudbeckie genannt. Die Pflanze wird hauptsächlich zur Steigerung der allgemeinen Abwehrkräfte eingesetzt. Echinacea purpurea hat insbesondere deshalb eine stärkende Wirkung auf unser Immunsystem, weil sie die Vermehrung der weißen Blutkörperchen (Leukozyten) anregt, die für die Abwehr von Krankheitserregern zuständig sind. Diese Wirkung entfaltet der Rote Sonnenhut am besten vorbeugend, weshalb es sich empfiehlt, Echinacea-Präparate bereits bei den ersten Anzeichen einer Erkältung oder eines grippalen Infekts einzunehmen.

Hinweise: Verwechselt werden kann der Rote Sonnenhut mit anderen Echinacea-Arten, die ähnliche Inhaltsstoffe, jedoch in geringerer Konzentration und anderer Kombination, enthalten. Echinacea-purpurea-Züchtungen mit gelben Blütenblättern können mit dem Gelben Sonnenhut (*Rudbeckia fulgia*) verwechselt werden.
Präparate mit Rotem Sonnenhut nicht bei Allergien gegen Korbblütler verwenden. Echinacea sollte nicht länger als zwei Wochen am Stück angewendet werden, da sich ihre Wirkung sonst umkehren kann. Nach einer zweiwöchigen Pause kann wieder mit der Einnahme begonnen werden. Bei Tuberkulose, Leukämie, rheumatisch-entzündlichen Erkrankungen, Multipler Sklerose, HIV, Aids und weiteren Autoimmunerkrankungen sollte die innerliche Einnahme von Echinacea nur nach ärztlicher Absprache erfolgen.

ANBAUTIPPS

Der Rote Sonnenhut wächst am besten an sonnigen, windgeschützten Orten mit durchlässigem, nährstoffreichem Boden. Die mehrjährige, winterharte Staude verträgt keine Staunässe, sondern kommt im Gegenteil mit sehr wenig Wasser aus. Ausnahme sind junge Pflanzen, die regelmäßig Wasser brauchen.
Wenn du eine bereits vorhandene Pflanze vermehren möchtest, zerteile ihren Wurzelstock in zwei Teile und pflanze beide wieder ein. Das ist wesentlich einfacher, als neue Pflanzen aus Samen zu ziehen, da diese Kaltkeimer sind, die zunächst etwa acht Wochen lang Temperaturen unter 5 °C und zum Austreiben über zwei bis drei Wochen hinweg eine konstante Temperatur von etwa 20 °C benötigen.
Gesammelt wird das Kraut zur Blütezeit, d. h. Blätter, Stängel und Blüten.

Tipp: Da die meisten Wirkstoffe des Sonnenhuts durch Trocknen zerstört werden, empfiehlt es sich, diesen sofort nach der Ernte frisch weiterzuverarbeiten.

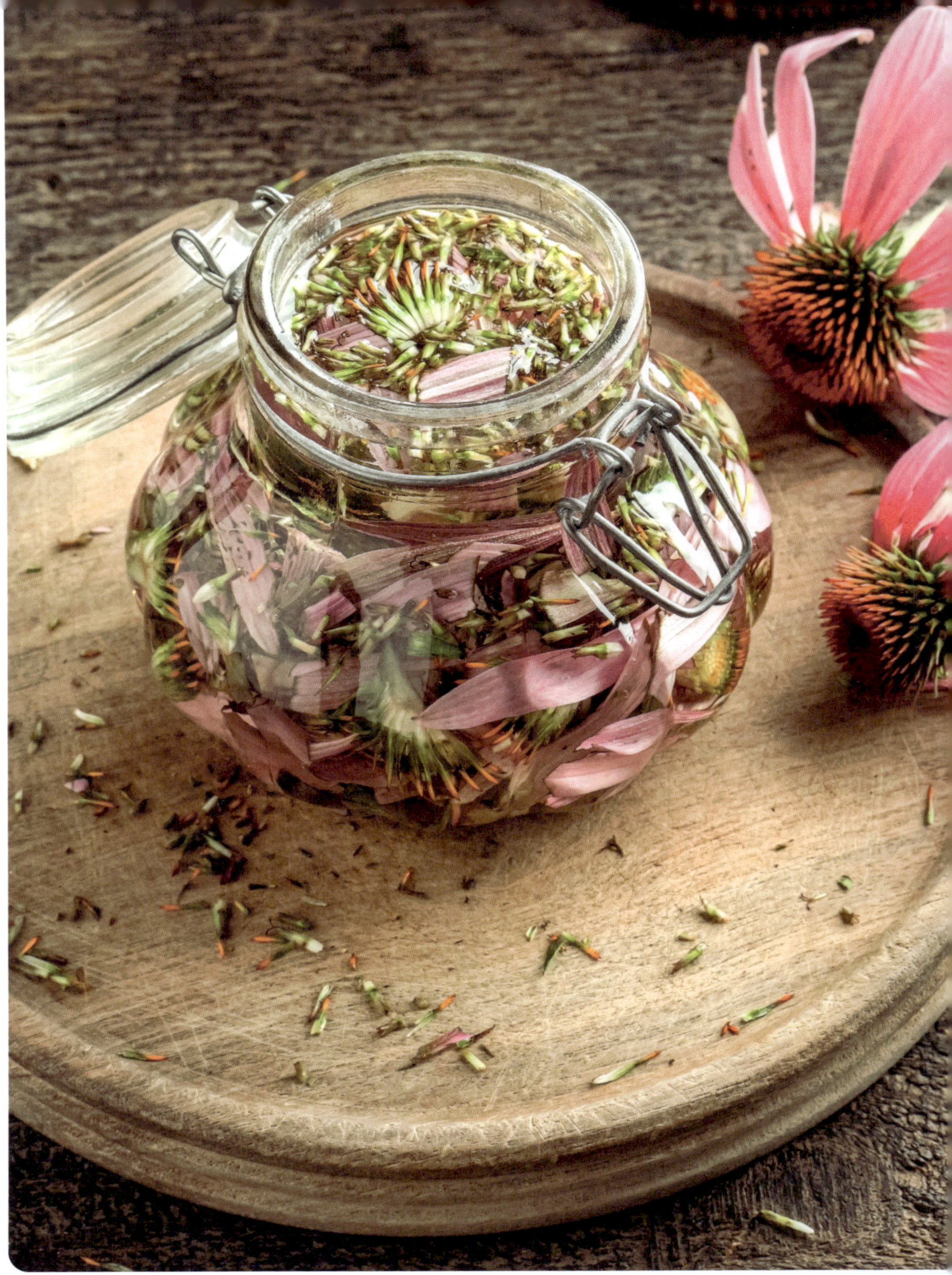

ECHINACEA-TINKTUR ZUR STÄRKUNG DES IMMUNSYSTEMS

Folge der Anleitung zur Herstellung einer Tinktur auf Seite 27 mit diesen Zutaten:

- blühendes Kraut des Roten Sonnenhuts, zerkleinert
- Ansatzalkohol mit mindestens 40 Vol.-%

Lass die Pflanzenteile vier bis sechs Wochen bei Zimmertemperatur im Alkohol reifen.
Die immunstärkende Wirkung des Roten Sonnenhuts machst du dir am besten in den Übergangszeiten im Frühling und im Herbst zunutze, wenn das Immunsystem am meisten geschwächt ist.
Bei einer vorbeugenden Kur über mehrere Tage hinweg dreimal täglich 15 bis 20 Tropfen einnehmen.
Bei den ersten Anzeichen einer Erkältung nimm sofort eine Erstdosis von 50 Tropfen mit Tee oder Wasser verdünnt ein. Anschließend wird die Kur dreimal täglich mit 10–20 Tropfen fortgesetzt.
Äußerlich vermag die Tinktur bei schlecht heilenden Wunden, Brandwunden, Entzündungen und Insektenstichen zu helfen. Feuchte dazu ein Stück Baumwoll- oder anderen Naturstoff mit Wasser an, träufle 10–20 Tropfen der Tinktur darauf und lege es bei Bedarf mehrfach täglich auf die betroffenen Hautpartien.

Hinweis: Die kurmäßige Einnahme sollte über einen Zeitraum von nicht mehr als zwei Wochen erfolgen, da das Immunsystem nur begrenzt stimuliert werden kann. Es ist empfehlenswert, danach wenigstens zwei Wochen Pause einzulegen.

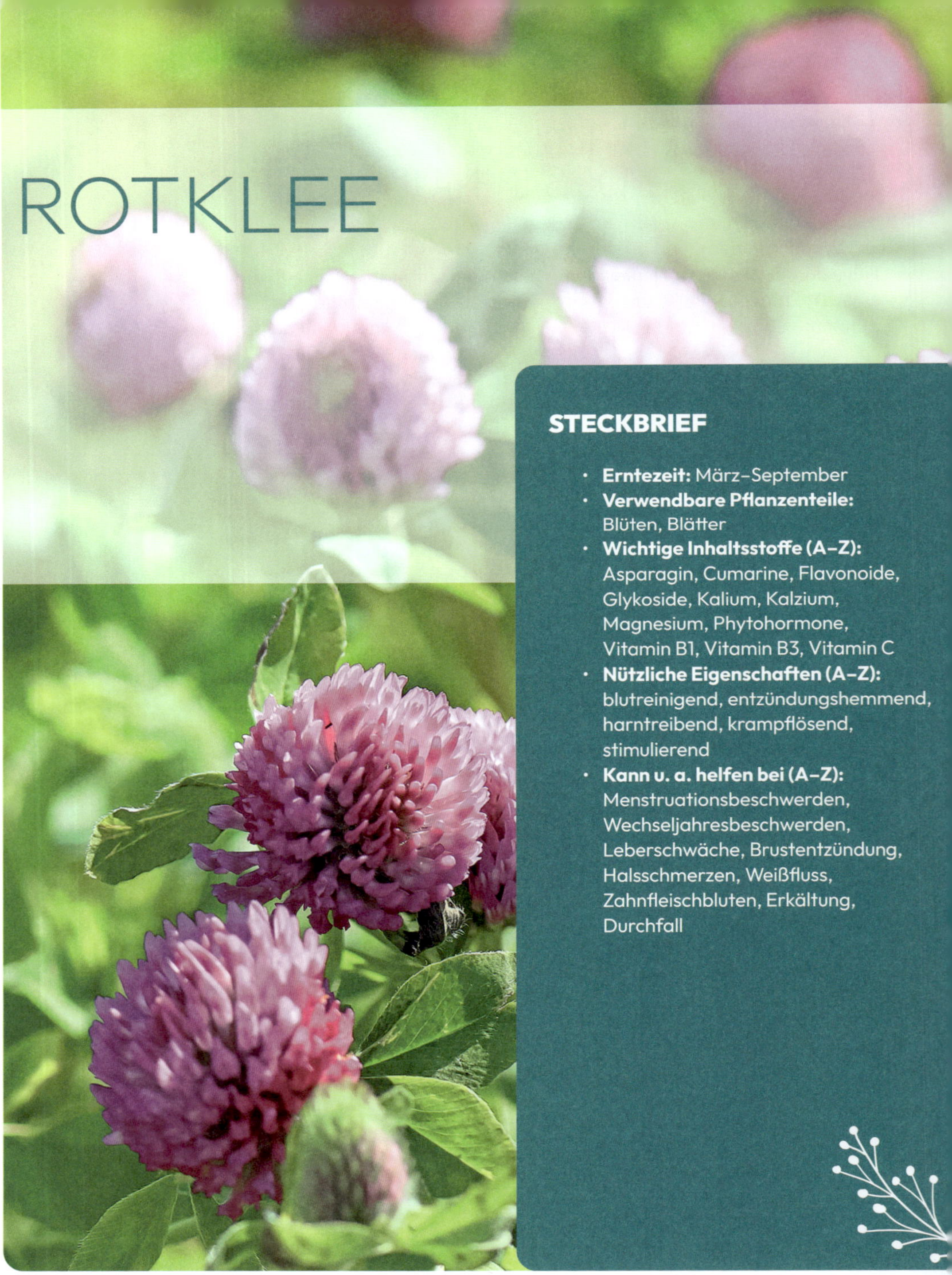

ROTKLEE

STECKBRIEF

- **Erntezeit:** März–September
- **Verwendbare Pflanzenteile:** Blüten, Blätter
- **Wichtige Inhaltsstoffe (A–Z):** Asparagin, Cumarine, Flavonoide, Glykoside, Kalium, Kalzium, Magnesium, Phytohormone, Vitamin B1, Vitamin B3, Vitamin C
- **Nützliche Eigenschaften (A–Z):** blutreinigend, entzündungshemmend, harntreibend, krampflösend, stimulierend
- **Kann u. a. helfen bei (A–Z):** Menstruationsbeschwerden, Wechseljahresbeschwerden, Leberschwäche, Brustentzündung, Halsschmerzen, Weißfluss, Zahnfleischbluten, Erkältung, Durchfall

Rotklee, lat. *Trifolium pratense,* auch Wiesenklee, Fleischklee, Hummelklee oder Futterklee genannt, enthält vor allem Phytoöstrogene (pflanzlichen Östrogene), die Beschwerden während Menstruation, Menopause oder PMS lindern können. Außerdem wirken Rotkleeblüten entzündungshemmend und sind generell wertvoll für die Pflege und Regeneration angegriffener Haut.

Hinweis: Bei einem östrogenabhängigen Tumor sollte Rotklee nur nach ärztlicher Absprache verwendet werden.

ANBAUTIPPS

Rotklee ist anspruchslos und lässt sich ohne Probleme im eigenen Garten ansiedeln. Da er sehr lange Pfahlwurzeln ausbildet, eignet er sich nicht für die Aussaat in Blumenkästen, wohl aber in tiefen Pflanztöpfen. Die Pflanze stellt keine hohen Ansprüche an den Boden, solange er nicht zu sauer (niedriger PH-Wert) ist.
Die Samen werden zwischen Mai und August am besten mit ein wenig Abstand zueinander in die lockere Erde gesteckt und möglichst gar nicht damit bedeckt (Lichtkeimer). Sie werden feucht, aber nicht nass gehalten und treiben nach drei bis sieben Tagen aus. Rotklee verträgt sonnige bis halbschattige Standorte. Die winterharte Pflanze zieht gegen Ende des Jahres die Blätter ein und treibt sie im folgenden Frühling wieder aus.
Vermehrt werden kann der Rotklee auch sehr leicht über die Ausläufer, die die Pfahlwurzeln bilden. Teile davon treiben problemlos neue Pflanzen aus. Die kugeligen rosa Blüten können den ganzen Frühling und Sommer über geerntet werden.

ROTKLEETEE

5–7 getrocknete oder 3–4 frische Rotkleeblüten mit 250 ml kochendem Wasser übergießen und 10 min ziehen lassen (frische Blüten ca. 2 min, siehe S. 23), dann abseihen.
Zwei bis drei Tassen Rotkleetee, über den Tag verteilt getrunken, können menstruationsbedingte Unterleibsschmerzen lindern.

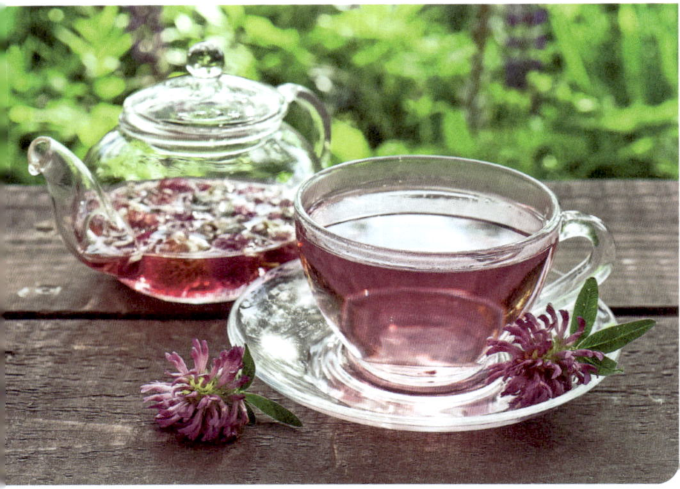

Als Kur mit bis zu vier Tassen am Tag vermag der Tee, Schwankungen im weiblichen Zyklus zu verringern, in den Wechseljahren gegen Unruhe, Stimmungsschwankungen und Hitzewallungen zu helfen und das allgemeine Wohlbefinden zu verbessern. Es empfiehlt sich, nach sechs Wochen eine zweiwöchige Pause einzulegen. Eine vierwöchige Kur eignet sich auch zur Erholung nach längerer Krankheit und zur allgemeinen Stimmungsaufhellung.
Bei Halsschmerzen und wundem Zahnfleisch wird Rotkleetee zum Gurgeln verwendet.
Rotkleetee wird auch gerne bei Appetitlosigkeit, Verdauungsbeschwerden (z. B. Verstopfung) sowie bei Leberschwäche getrunken.

TEILBÄDER MIT AUFGUSS

1. 12 frische oder 24 getrocknete Rotkleeblüten mit 250 ml kochendem Wasser übergießen und 1–2 Stunden abgedeckt ziehen lassen.
2. Die Flüssigkeit abseihen, mit dem Badewasser mischen und 10–15 min darin baden.

Sitzbäder mit Rotkleeblüten-Aufguss können der Erfahrung nach Neurodermitis im Genitalbereich, trockene Scheidenhaut, vaginalen Juckreiz und Weißfluss lindern.

AKUTMITTEL GEGEN INSEKTENSTICHE

Frischer Rotklee lindert schmerzende und juckende Insektenstiche. Reibe dazu die Stichstelle mit einem zerdrückten Blütenkopf ein, und der Juckreiz verschwindet.

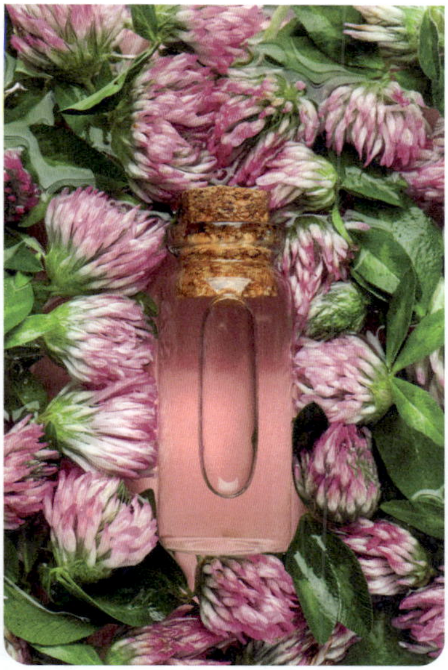

ROTKLEEÖL

Folge der Anleitung für einen Ölauszug auf Seite 35 mit diesen Zutaten:

- 1 Handvoll Rotkleeblüten, getrocknet
- Pflanzenöl je nach Einsatzzweck, siehe S. 37

Für einen Kaltauszug lass die Blüten drei bis fünf Wochen im Öl ausziehen. Rotkleeöl kann zur Linderung von Schuppenflechte oder Ekzemen verwendet werden. Dazu die betroffenen Stellen dünn mit dem Öl einreiben. Während der Wechseljahre helfen Massagen mit dem Öl gegen Spannungsschmerzen in der Brust.

ROTKLEESALBE

Folge der Anleitung für Salben auf Seite 39 mit diesen Zutaten:

- 100 ml Rotkleeöl (siehe oben)
- 5 g Bienenwachs, alternativ 2,5 g Carnaubawachs
- 10 g Lanolin (Wollwachs)
- kleine Schraubgläser oder Salbentiegel, keimfrei (siehe S. 16)

Bei wechseljahresbedingten Reizungen am Scheideneingang, Juckreiz, Weißfluss sowie trockener und empfindlicher Scheidenhaut kann tägliches Auftragen der Rotkleesalbe Linderung verschaffen. Wechseljahresbedingte Schmerzen in der Brust werden damit ebenfalls gelindert.

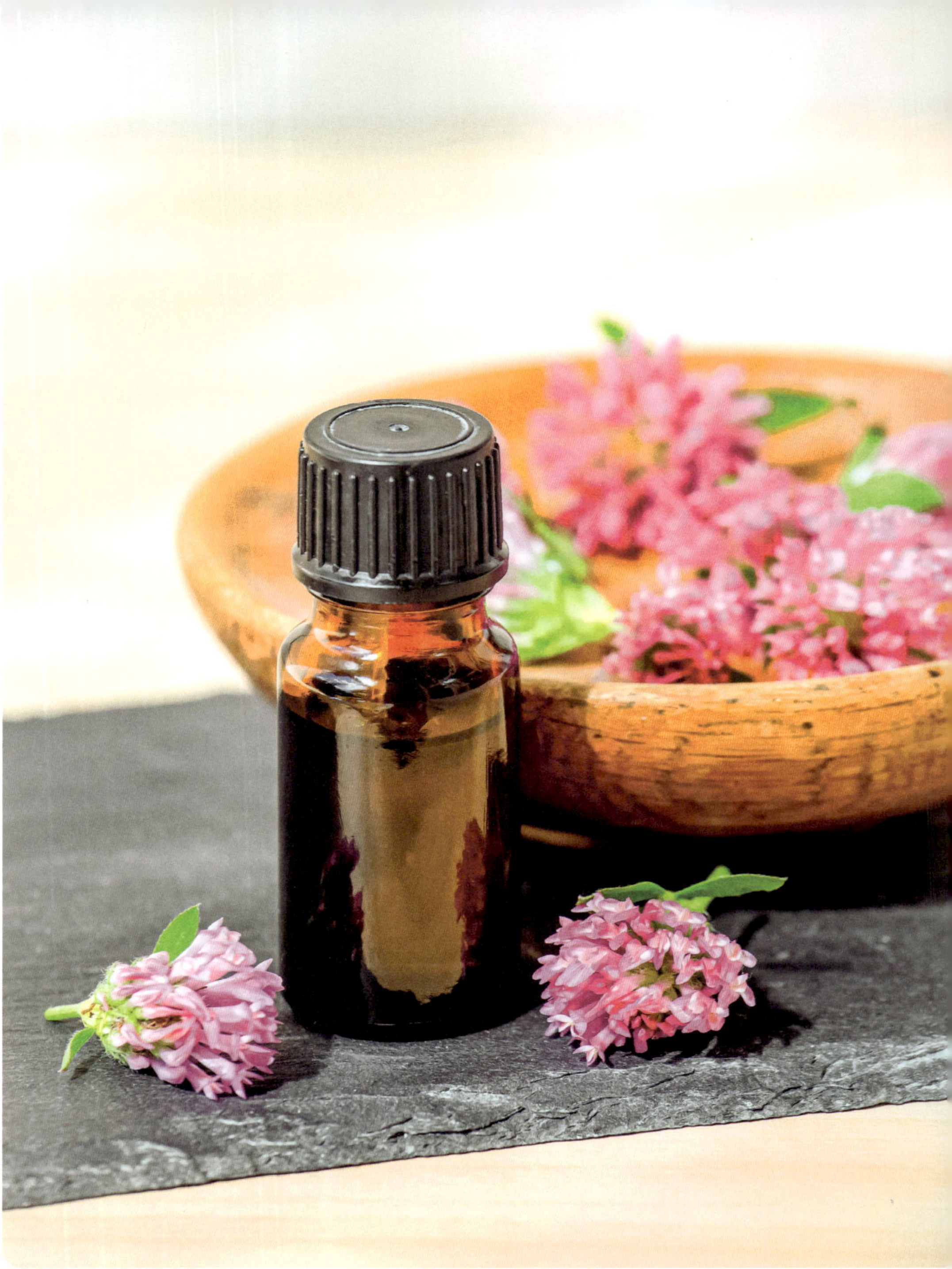

ROTKLEETINKTUR

Folge der Anleitung für Tinkturen auf S. 27 mit diesen Zutaten:

- 1 Handvoll frische Rotkleeblüten
- Ansatzalkohol oder anderen neutralen Alkohol mit mindestens 40 Vol.-%, z. B. Korn oder Wodka

Lass die Blüten drei bis vier Wochen im Alkohol ausziehen und filtere die Tinktur anschließend.

Um in den Wechseljahren das allgemeine Wohlbefinden zu verbessern und Stimmungsschwankungen, Schlafstörungen und Hitzewallungen zu lindern, werden dreimal täglich 5–20 Tropfen vor den Mahlzeiten eingenommen. Nach drei Monaten der Anwendung sollte eine einwöchige Pause eingelegt werden.
Bei Menstruationsbeschwerden nimm dreimal täglich bis zu 20 Tropfen ein, pur oder in einer Tasse Tee verdünnt.

Zur Stärkung nach einer längeren Krankheit und in schwierigen Lebenssituationen empfiehlt sich eine Dosierung von dreimal täglich 10–20 Tropfen pur oder in Wasser verdünnt.
Als äußerliche Anwendung kann die Tinktur auch Hautprobleme wie Entzündungen, Schuppenflechte und Ekzeme lindern und hilft bei der Regeneration der Haut. Lege dafür mehrmals täglich nach Bedarf ein mit der Tinktur getränktes Tuch auf die betroffene Hautpartie und lass die Kompresse einige Minuten einwirken.

SALBEI

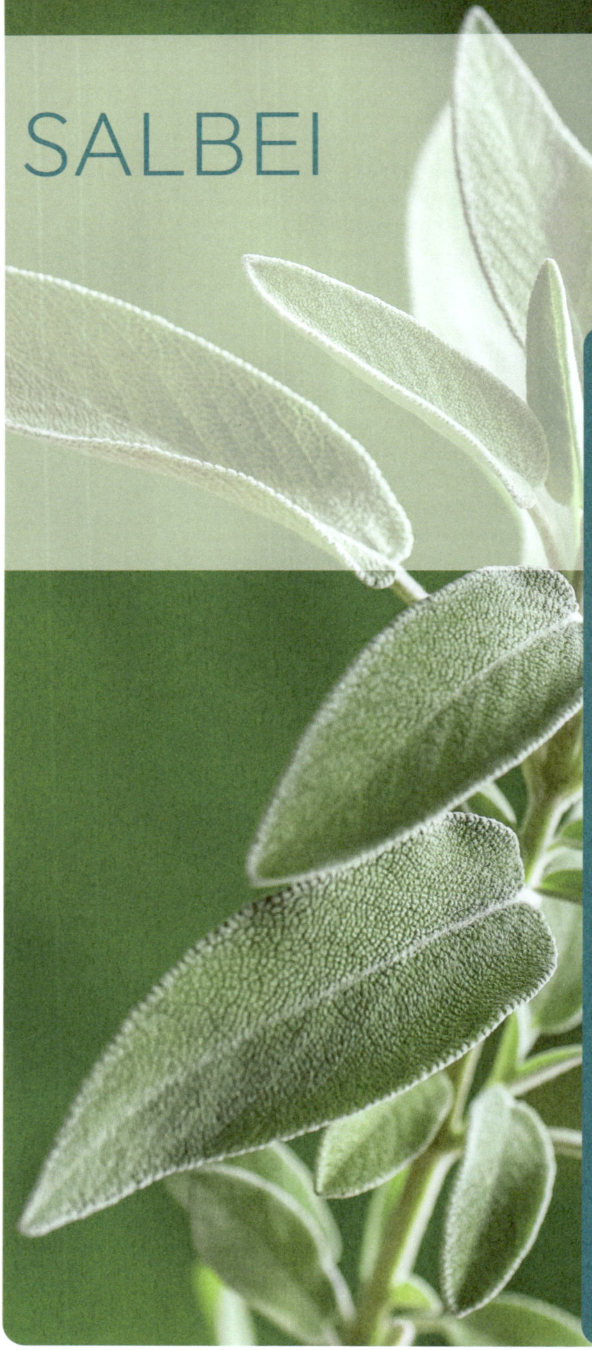

STECKBRIEF

- **Erntezeit:** Mai–August
- **Verwendbare Pflanzenteile:** Blätter
- **Wichtige Inhaltsstoffe (A–Z):** ätherische Öle, Bitterstoffe, Eisen, Flavonoide, Gerbstoffe, Harze, Zink
- **Nützliche Eigenschaften (A–Z):** adstringierend, antibakteriell, antioxidativ, appetitanregend, blähungslindernd, desinfizierend, entzündungshemmend, pilzhemmend, schweißhemmend, verdauungsfördernd, virushemmend
- **Kann u. a. helfen bei (A–Z):** Akne, Appetitlosigkeit, Blähungen, Ekzemen, Fußschweiß, Halsentzündungen, Heiserkeit, Hitzewallungen, Lippenherpes, Mandelentzündungen, Mundschleimhautentzündungen, Schweißbildung, Verdauungsbeschwerden, Völlegefühl, Wechseljahresbeschwerden, Wunden, Zahnfleischentzündungen

Der Echte Salbei, lat. *Salvia officinalis*, wird auch Gartensalbei, Dalmatiner-Salbei, Sabikraut, Scharlachkraut, Tugendsalbe, Altweiberschmecken oder Gschmackblatteln genannt. Das Besondere an dieser Pflanze sind die vielen Bestandteile ätherischer Öle, die sogenannten Terpene. Sie wirken antibakteriell und hemmen die Vermehrung von Viren und Pilzen und sorgen auch für den typischen Salbei-Geschmack. Gerbstoffe in den Blättern wirken zudem desinfizierend, antioxidativ und entzündungshemmend.

Warnungen:

- Salbeiöl nicht bei Asthma verwenden.
- Salbei wegen der ätherischen Öle bei Säuglingen und Kleinkindern nicht im Bereich von Nase und Mund anwenden.
- Schwangere sollten Salbeipräparate (besonders alkoholische Auszüge) nicht zu sich nehmen, ohne vorher ärztlichen Rat einzuholen. Auch stillenden Frauen wird von Salbei abgeraten, da er die Milchbildung hemmt. Zum Abstillen ist Salbeitee dagegen empfehlenswert, um einen schmerzhaften Milchstau zu verhindern.
- Nicht bei Reizhusten verwenden, da Salbei austrocknend wirkt.
- Nach einer etwa dreiwöchigen innerlichen Anwendung von Salbei eine ebenso lange Pause einlegen, um Magen-Darm-Problemen vorzubeugen,
- Alkoholische Auszüge wegen des hohen Thujongehalts nicht über längere Zeit und mit maximal dreimal täglich 40 Tropfen einnehmen. Ätherische Öle aus dem gleichen Grund generell sparsam einsetzen.

ANBAUTIPPS

Echter Salbei wächst im Garten und in Töpfen auf Balkon oder Terrasse.
Er bevorzugt einen sonnigen Standort mit trockenem, kalkhaltigem Boden. Salbeisamen brauchen eine konstante Temperatur von mindestens 15 °C und etwa drei Wochen Zeit zum Austreiben. Deshalb werden sie am besten auf der Fensterbank vorgezogen. Nach dem letzten Frost können die Pflänzchen etwa im Mai dann im Abstand von 30 cm eingepflanzt werden.
Einfacher ist die Vermehrung durch Stecklinge: Schneide dazu mit einem scharfen Messer junge Triebe mit mindestens drei Blattpaaren von einer vorhandenen Pflanze ab und stecke sie in konstant feucht gehaltene Erde, die für mehr Luftfeuchtigkeit am besten noch abgedeckt wird, bis sich genügend Wurzeln gebildet haben.
Die Blätter können das ganze Jahr über geerntet werden. Für einen Vorrat empfiehlt es sich, die Triebe etwa zehn Zentimeter über der Erde abzuschneiden, die Blätter vom Stiel zu lösen und sofort an einem schattigen Ort zu trocknen (siehe S. 21).

FRISCHER SALBEI FÜR DIE MUNDPFLEGE

Frische Salbeiblätter eignen sich hervorragend für die Mundhygiene:

- Für einen frischen Atem zerkaue am besten nach den Mahlzeiten ein bis zwei frische Blätter.
- Um das Zahnfleisch zu stärken und Zahnfleischbluten vorzubeugen, massiere das Zahnfleisch mit einem frischen Salbeiblatt.
- Getrocknete Blätter lassen sich zu Pulver zerreiben und auf die Zahnbürste geben oder mit der gewohnten Zahncreme mischen.

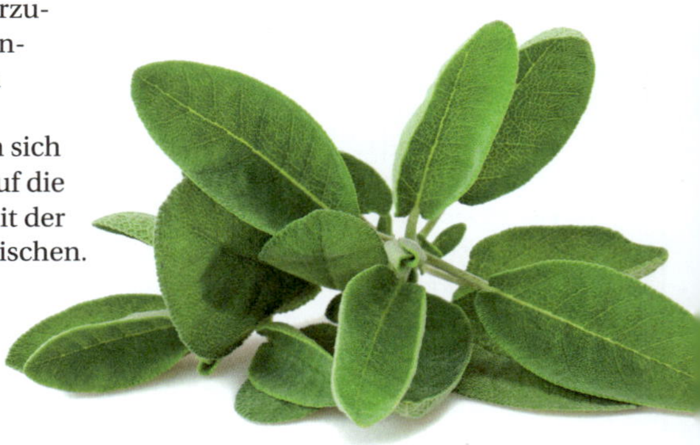

SALBEIWEIN

Gegen Verdauungsbeschwerden, die mit Blähungen und Völlegefühl einhergehen, kann ein Salbeiwein helfen, der ähnlich wie eine Tinktur zubereitet wird (siehe S. 27).

Benötigt werden:

- 20 g getrocknete Salbeiblätter
- 1 L hochwertiger Rotwein
- 1 Schraubglas mit 1 L Fassungsvermögen für den Ansatz, keimfrei
- Kaffee- oder Teefilter
- dunkle Flasche, keimfrei (siehe S. 16) zur Aufbewahrung

So wird der Salbeiwein zubereitet:

1. Die Salbeiblätter in einem sauberen Schraubglas mit Rotwein übergießen.
2. Den Ansatz eine Woche lang an einem kühlen, vor Sonne geschützten Ort ziehen lassen.
3. Den fertigen Salbeiwein durch einen Kaffee- oder Teefilter abgießen und in einer dunklen Flasche kühl aufbewahren.

Bei Bedarf ein Likörglas vom Salbeiwein trinken. Beachte aber, dass der tägliche Gebrauch alkoholhaltiger Zubereitungen über einen längeren Zeitraum nicht empfehlenswert ist. Für Kinder und Menschen, die aus verschiedenen Gründen keinen Alkohol zu sich nehmen, ist der Wein nicht geeignet.

SALBEITEE

1. 1 TL getrocknete oder 1 EL zerkleinerte Salbeiblätter mit 150 ml siedendem Wasser übergießen und 3–5 min abgedeckt ziehen lassen (frische Blätter ca. 2 min, siehe S. 23).
2. Das kondensierte Wasser von der Abdeckung in den Tee gießen und den Tee warm trinken.

Innerlich angewendet, kann Salbeitee bei diesen Beschwerden helfen:

- Bei Husten und Fieber wird Salbeitee wegen der antibakteriellen und entzündungshemmenden Wirkstoffe geschätzt. Außerdem soll er das Immunsystem stärken und das Abklingen von Erkältungssymptomen beschleunigen.
- Bei Magenschmerzen, unregelmäßiger Verdauung und Blähungen können die verdauungsfördernden und blähungslindernden Inhaltsstoffe helfen.
- Bei Hitzewallungen und übermäßigem Schwitzen während der Menopause vermag der Tee, durch seine schweißhemmende Wirkung Linderung zu verschaffen.
- Durch seine milchflusshemmende Wirkung ist Salbei gut zum Abstillen geeignet.
- Bei Halsschmerzen oder Heiserkeit sowie Entzündungen der Mandeln, der Mund- oder Rachenschleimhaut wirkt das Kraut desinfizierend und entzündungshemmend. Dafür den Tee etwa 10 min lang ziehen lassen. Mit dem abgekühlten Tee stündlich gurgeln.

Äußerlich wird Salbeitee in diesen Fällen angewendet:

- Gegen Schweißfüße gib einem Fußbad eine Tasse warmen Salbeitee bei. Die antibakterielle Wirkung vermindert zusätzlich Gerüche.
- Bei schlecht heilenden Wunden, Ekzemen, Hautentzündungen und auch bei Insektenstichen führe mehrmals am Tag Waschungen mit dem Tee durch. Dazu mit einem in Tee getränkten und ausgedrückten Waschlappen über die betroffenen Stellen fahren und diese danach sanft abtrocknen.
- Alternativ sind Umschläge möglich, bei denen ein Stück Baumwoll- oder anderer Naturstoff mit dem Tee getränkt und auf die betroffene Stelle gelegt wird.
- Bei Lippenherpes ein mit Tee getränktes Wattestäbchen mehrmals täglich auf die betroffene Stelle tupfen.

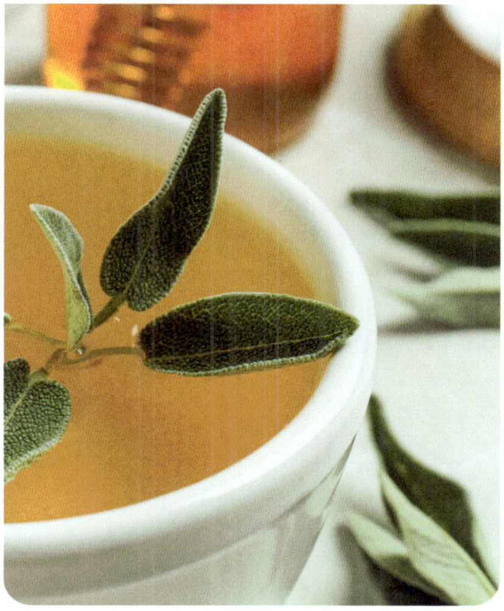

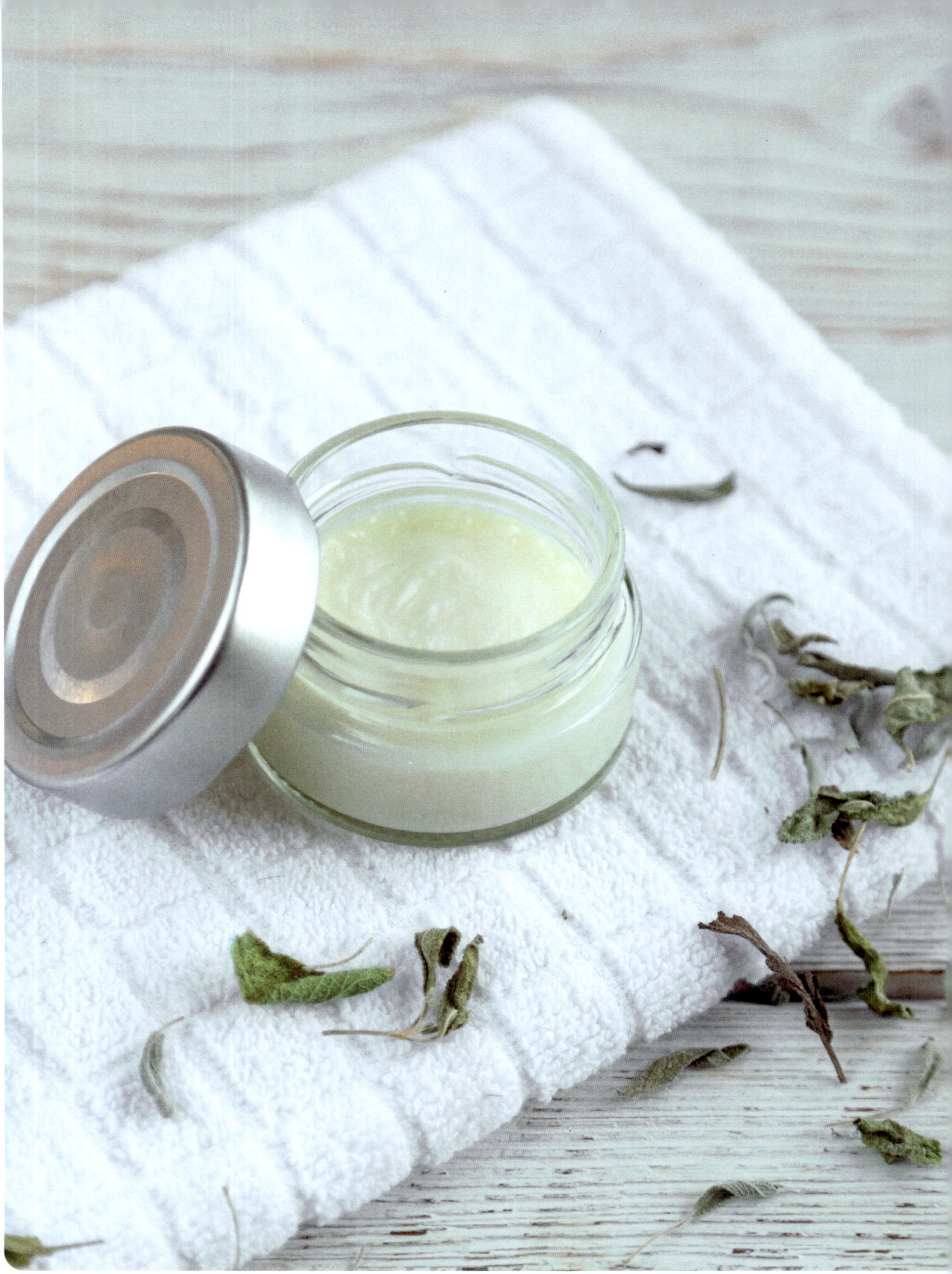

DEOCREME MIT SALBEI

Ein gutes Deo soll Gerüche reduzieren und gleichzeitig die Haut pflegen. Das kann ein selbst gemachtes Deo aus wenigen Zutaten mindestens genauso gut wie ein konventionelles Produkt.

Benötigt werden folgende Zutaten:

- 6 TL fester Salbei-Kokosöl-Auszug (siehe S. 35)
- 4 TL sehr feines Natronpulver oder grobes Natron, im Mörser zerkleinert
- 4 TL Kartoffelstärke, alternativ Mais- oder Pfeilwurzstärke
- 20 Tropfen ätherisches Salbeiöl (optional)
- Schüssel zum Anrühren
- Löffel
- Tiegel oder leere Schraubgläschen, keimfrei (siehe S. 16) zum Abfüllen des fertigen Deos

Kokosöl pflegt die Haut und enthält viel Laurinsäure, die antibakteriell und entzündungshemmend wirkt. Salbeiöl wirkt ebenfalls antibakteriell und ätherisches Salbeiöl verstärkt diesen Effekt ggf. noch. Auch Natron wirkt antibakteriell und die Stärke dient hauptsächlich zum Andicken.

So funktioniert's:

1. Den Kokosöl-Auszug im Wasserbad erwärmen, bis er flüssig ist.
2. Das feinpulvrige Natron im Öl verrühren.
3. Nach und nach so viel Speisestärke hinzufügen, bis eine weiche Creme entsteht.
4. Nun optional das ätherische Öl unterrühren.
5. Die Deocreme in einen Tiegel umfüllen.

Zur Anwendung einfach mit dem Finger eine erbsengroße Menge entnehmen. Die Achseln damit eincremen und kurz einziehen lassen.

Hinweis: Falls du zu empfindlicher Haut neigst, empfiehlt es sich, dieses Deodorant abwechselnd mit anderen Deos anzuwenden, um Hautausschläge durch Natron zu vermeiden. Sehr feines Natronpulver hinterlässt ein weniger sandiges Gefühl unter den Achseln.

Diese Deocreme ist kein Antitranspirant und hemmt die Schweißproduktion allenfalls leicht. Man schwitzt also trotzdem, was auch gut ist, denn darüber reguliert der Körper seine Temperatur auf natürliche Weise. Es reduziert jedoch die Geruchbildung.

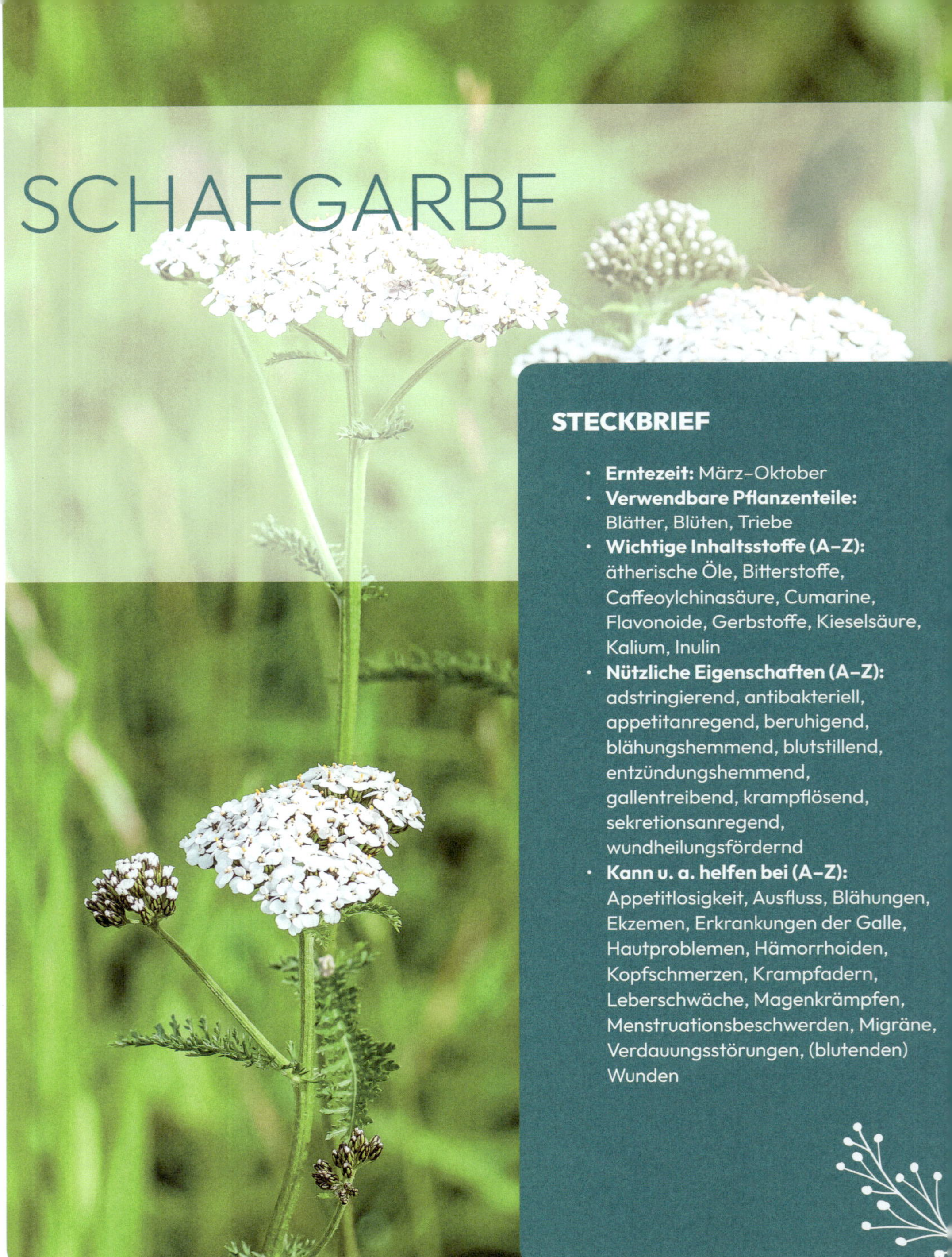

SCHAFGARBE

STECKBRIEF

- **Erntezeit:** März–Oktober
- **Verwendbare Pflanzenteile:** Blätter, Blüten, Triebe
- **Wichtige Inhaltsstoffe (A–Z):** ätherische Öle, Bitterstoffe, Caffeoylchinasäure, Cumarine, Flavonoide, Gerbstoffe, Kieselsäure, Kalium, Inulin
- **Nützliche Eigenschaften (A–Z):** adstringierend, antibakteriell, appetitanregend, beruhigend, blähungshemmend, blutstillend, entzündungshemmend, gallentreibend, krampflösend, sekretionsanregend, wundheilungsfördernd
- **Kann u. a. helfen bei (A–Z):** Appetitlosigkeit, Ausfluss, Blähungen, Ekzemen, Erkrankungen der Galle, Hautproblemen, Hämorrhoiden, Kopfschmerzen, Krampfadern, Leberschwäche, Magenkrämpfen, Menstruationsbeschwerden, Migräne, Verdauungsstörungen, (blutenden) Wunden

Die Gewöhnliche Schafgarbe, lat. *Achillea millefolium,* wird auch Blutstillkraut, Frauenkraut, Margaretenkraut, Achilleskraut, Gänsezunge, Feldgarbenkraut, Grundheil oder Schafzunge genannt. Das Allround-Heilkraut kann innerlich die Verdauung und auch den Appetit anregen. Äußerlich wird es bei Hautproblemen und kleineren Wunden angewendet. Seine entkrampfende Wirkung macht es zu einem Standardkraut bei Menstruationsproblemen.

Warnungen:

- Die Schafgarbe ist eine sehr wirkungsvolle Heilpflanze, die in der richtigen Dosis Wunden heilt und Ungleichgewichte im Organismus reguliert. Ein übermäßiger Konsum der Schafgarbe kann allerdings Krankheiten auslösen, daher die empfohlenen Mengenangaben.
- Manche Menschen reagieren empfindlich auf Schafgarbe. Für einen Test streiche etwas Pflanzensaft auf die Haut. Wenn die Haut nach 10–30 min keine allergische Reaktion zeigt, kannst du die Pflanze verwenden.
- In der Schwangerschaft sollte Schafgarbe nur nach Rücksprache mit der Hebamme oder mit entsprechendem ärztlichen Rat verwendet werden.

ANBAUTIPPS

Die Schafgarbe bevorzugt nährstoffreiche, durchlässige Böden an sonnigen Orten. Sie benötigt nicht viel Wasser; Staunässe verträgt sie schlecht. Schafgarbe lässt sich sowohl im Garten als auch im Kübel anpflanzen. Der Kübel oder Topf ist am besten eher hoch als breit, da die Pflanze lange Wurzeln bildet.
Schafgarbesamen werden zwischen März und April im Gewächshaus oder auf der Fensterbank ausgesät. Da die Samen Lichtkeimer sind, werden sie nicht mit Erde bedeckt. Wenn die neuen Pflänzchen groß genug sind und genügend Wurzeln ausgebildet haben, können sie mit 25 cm Abstand in die Erde gesetzt werden. Bis sie angewachsen sind, brauchen sie regelmäßig Wasser.
Die Pflanze lässt sich aber auch durch Teilung bereits vorhandener Wurzelballen vermehren. Da Schafgarbe ohnehin am besten alle drei bis vier Jahre verjüngt wird, nutzt das sogar der Mutterpflanze. Dazu im Frühjahr, bevor die Pflanze austreibt, den Wurzelballen mehrfach zerteilen und wieder in die Erde eingraben. Eine Portion Kompost und genügend Wasser helfen, dass die Pflanzen schnell anwachsen.
Geerntet wird das ganze Kraut (Blüte, Blätter, Stängel), und zwar am besten zur Hauptblüte im Sommer, und dann in der Mittagszeit, denn dann enthält das Kraut die meisten Wirkstoffe.

SCHAFGARBENTEE

TEE FÜR DIE INNERLICHE ANWENDUNG:

1. 1 TL getrocknetes oder 1 EL frisches, zerkleinertes Schafgarbenkraut mit 200 ml kochendem Wasser übergießen und abgedeckt 5–10 min ziehen lassen (frisches Kraut ca. 2 min, siehe S. 23).
2. Danach den Tee abseihen und das Kondenswasser von der Abdeckung in den Tee gießen.

Bis zu drei Tassen des Tees am Tag sind empfehlenswert.
Der Tee kann Blutungen, Schnittwunden und Nasenbluten von innen heraus lindern. Zur Blutstillung und Wundheilung bietet sich eine Kombination mit Ackerschachtelhalm (siehe S. 40) oder Spitzwegerich (siehe S. 152) an.
Bei unregelmäßiger und zu starker Menstruation, Menstruationsschmerzen und Ausfluss wirkt der Tee ausgleichend, entkrampfend und entzündungshemmend.
Bei wetterbedingten Kopfschmerzen sowie Unruhe und Schlafstörungen, die durch die Wechseljahre hervorgerufen werden, kann Schafgarbentee beruhigend wirken.
Bei Blähungen und Magenkrämpfen vermag Schafgarbentee dazu beizutragen, den Verdauungstrakt zu entkrampfen. Auch gegen Appetitlosigkeit wird der Tee getrunken.

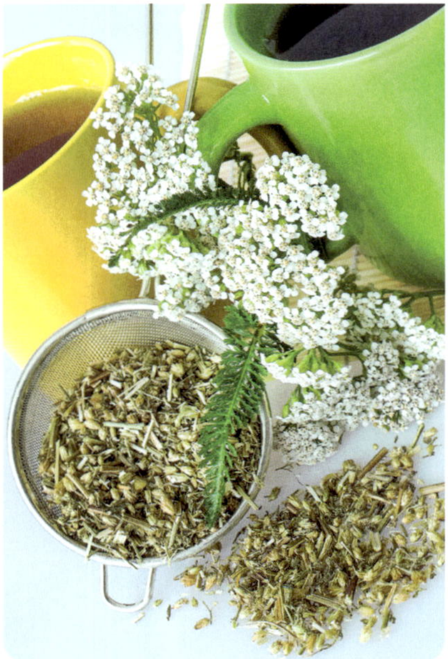

AUFGUSS FÜR DIE ÄUSSERLICHE ANWENDUNG:

100 g getrocknetes Kraut mit 1 ½ L kochendem Wasser übergießen und 15–20 min ziehen lassen.
Bei Magenproblemen, Krämpfen und Blasenentzündungen sowie bei Rückenschmerzen und Hämorrhoiden kann ein Sitzbad mit dem Aufguss Linderung verschaffen.
Bei unreiner und fettiger Haut ein Stück Baumwoll- oder anderen Naturstoff mit dem Sud tränken, kurz ausdrücken und auf die betroffenen Hautpartien legen. So werden Krankheitserreger auf der geschädigten Haut bekämpft und deren Selbstheilungsprozess beschleunigt.
Es empfiehlt sich, die Schafgarbe gleichzeitig innerlich und äußerlich anzuwenden, um die Wirkung ihrer heilenden Inhaltsstoffe zu verstärken.

HEILESSIG GEGEN SONNENBRAND

Verdünnter Apfelessig alleine ist schon ein sehr effektives Mittel gegen Sonnenbrand. Dank der Wirkstoffe der Schafgarbe, aber auch des Spitzwegerichs (siehe S. 152), Lavendels (siehe S. 96), der Ringelblume (siehe S. 118), des Huflattichs, der Kamille (siehe S. 82) oder der Kleinen Braunelle wird die Wirkung noch gesteigert.

So wird der Heilkräuteressig angesetzt:

1. Kräuter der Wahl in kleine Stücke schneiden und in ein großes Schraubglas schichten.
2. Die Mischung mit Apfelessig übergießen, bis alle Pflanzenteile davon bedeckt sind, das Glas verschließen und etwa 14 Tage lang an einem warmen, geschützten Platz stehen lassen. Dabei ab und zu schütteln.
3. Den durchgezogenen Essig durch einen Kaffeefilter abseihen und in keimfreie Flaschen (siehe S. 16) füllen.

Bei leichtem Sonnenbrand einen Teil Kräuteressig in eine Sprühflasche geben, mit drei bis vier Teilen Wasser verdünnen und dünn auf die betroffenen Stellen aufsprühen. Stark gerötete Areale erhalten am besten einen Umschlag. Auch andere Hautreizungen wie leichte Verbrennungen oder trockene Abschürfungen lassen sich mit dem Essig behandeln.

Hinweis: Diese Methode ist nicht geeignet für offene Wunden oder Verbrennungen mit Blasenbildungen. In solchen Fällen empfiehlt es sich, ärztlichen Rat einzuholen.

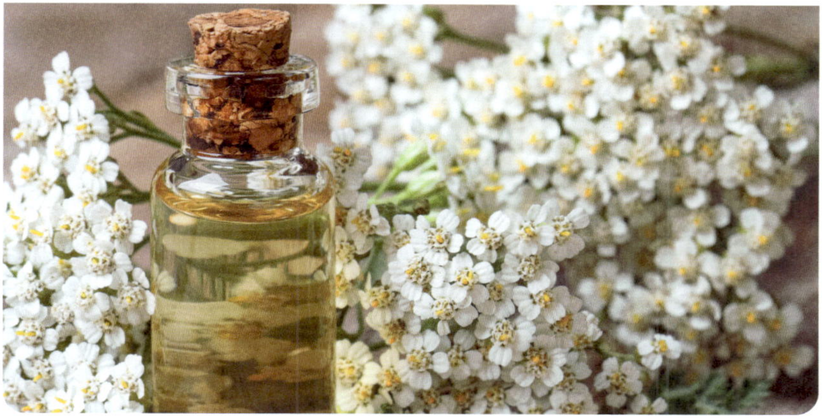

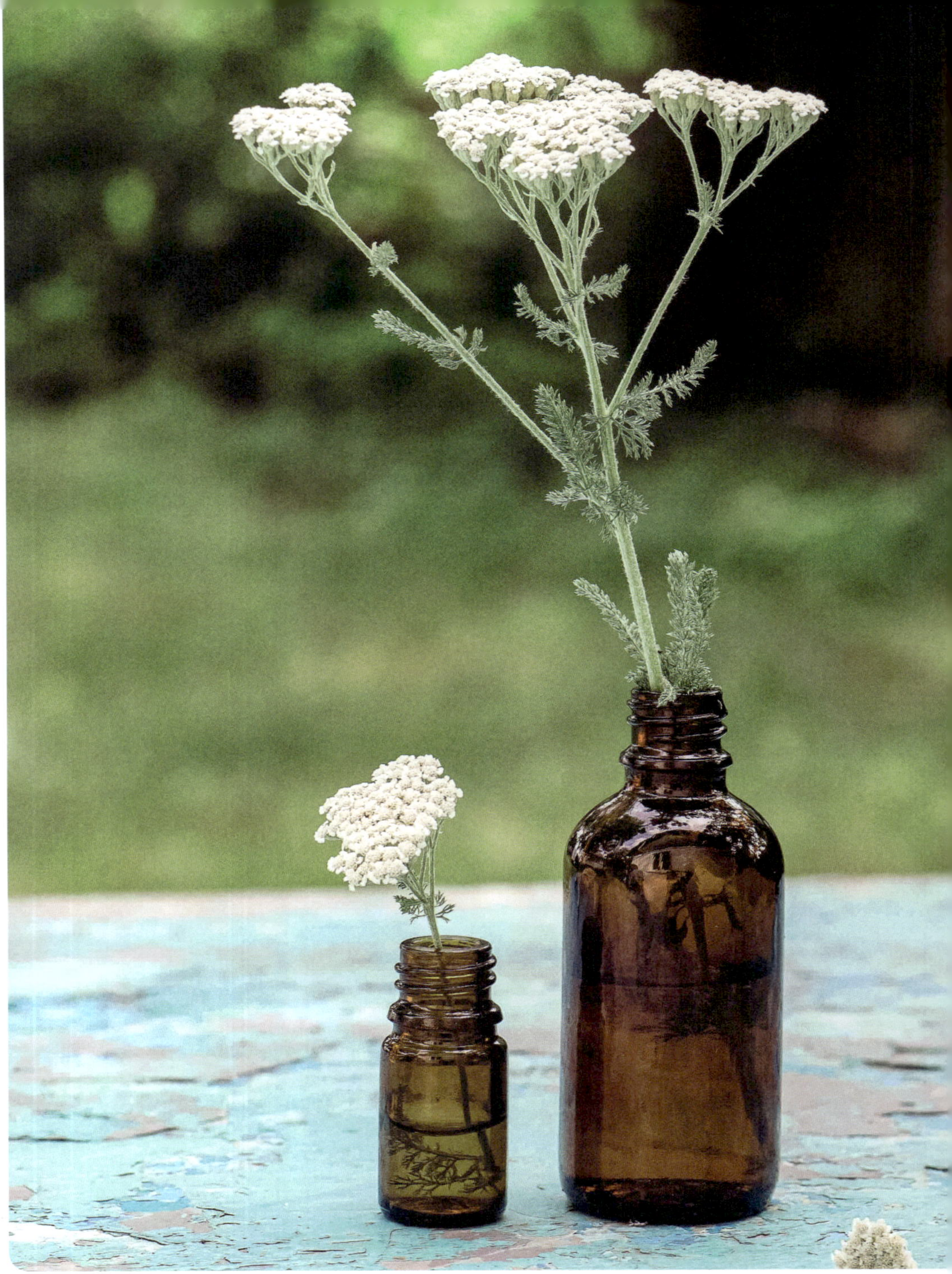

SCHAFGARBENÖL

Folge der Anleitung für einen Ölauszug auf S. 35 mit diesen Zutaten:

- 1 Handvoll getrocknete Schafgarbenblüten
- Pflanzenöl (siehe S. 37)

Für einen Kaltauszug lass die Blüten vier bis sechs Wochen lang in dem Öl ziehen.
Bei Menstruationsbeschwerden den Bauch mit Schafgarbenöl massieren, um Verkrampfungen zu lösen.
Bei Kopfschmerzen und Migräne werden Stirn, Schläfen und Nacken mit dem Öl eingerieben.
Bei hormonell bedingtem Haarausfall kann eine Kopfmassage mit Schafgarbenöl helfen. Dazu die Kopfhaut mit dem Öl massieren und danach die Haare wie gewohnt waschen.
Bei Sonnenbrand und Hautentzündungen hat sich eine Kombination aus Schafgarbenöl und Johanniskrautöl (siehe S. 79) bewährt. Verrühre dazu die beiden Öle zu gleichen Teilen und trage sie auf die geröteten Hautpartien auf. Durch beide Öle wird die Haut jedoch möglicherweise lichtempfindlicher, weshalb sie nicht mehr dem Sonnenlicht ausgesetzt werden sollte.

Tipp: Schafgarbensalbe
Eine Schafgarbensalbe nach der Anleitung auf S. 39 aus 150 ml Schafgarbenöl, 15 g Lanolin und 8 g Bienenwachs oder alternativ 4 g Carnaubawachs kann ebenfalls bei Haut- und anderen Problemen helfen. Reibe beispielsweise bei Entzündungen, Ekzemen und Akne die betroffenen Hautpartien regelmäßig damit ein. Um Schmerzen durch blutende Hämorrhoiden zu lindern, behandle diese regelmäßig mit Schafgarbensalbe.

SCHAFGARBENTINKTUR

Folge der Anleitung für eine alkoholische Tinktur auf S. 27 mit diesen Zutaten:

- 1 Handvoll Schafgarbenkraut
- Trinkalkohol mit mindestens 40 Vol.-%

Lass das Kraut vier bis sechs Wochen lang im Alkohol ausziehen.
Bei Krampfadern, Durchblutungsstörungen und Ausfluss, aber auch bei schwach blutenden Wunden ein paar Tropfen der Tinktur im Verhältnis 1 : 10 mit Wasser verdünnen, Kompressen darin tränken und diese auf die betroffenen Hautstellen legen.
Bei Problemen im Magen-Darm-Trakt (z. B. Blähungen) und Unterleibsschmerzen werden dreimal täglich fünf bis acht Tropfen der Tinktur auf ein Glas Wasser eingenommen.

SPITZWEGERICH

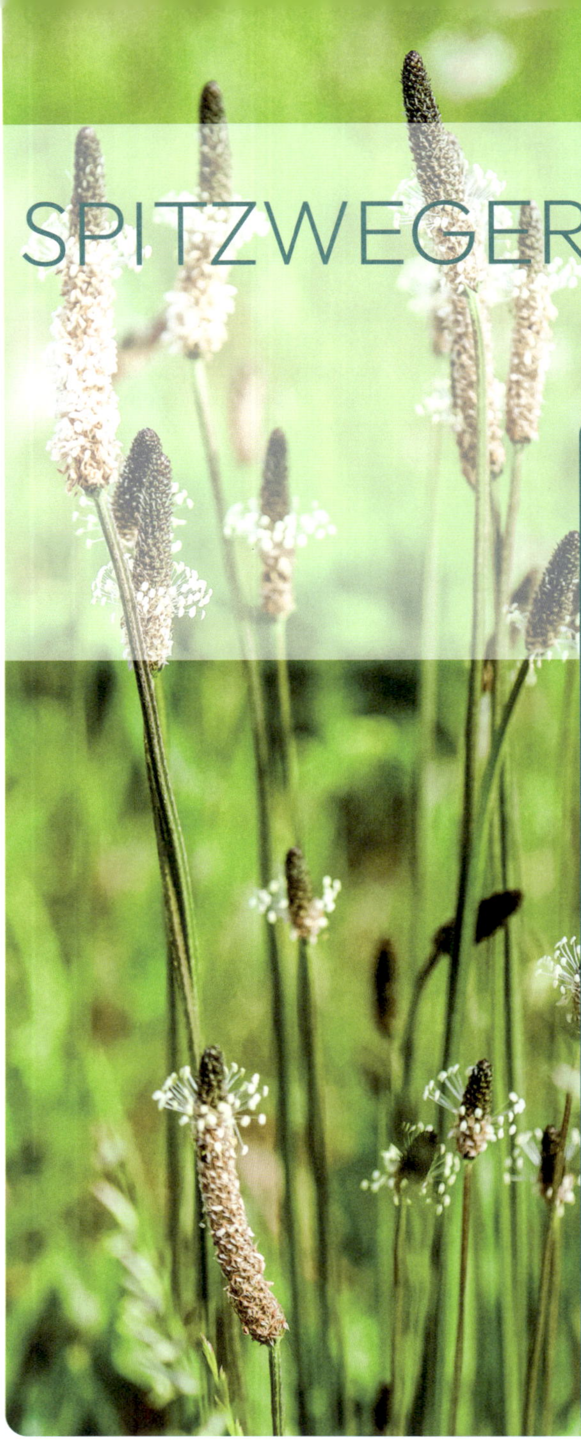

STECKBRIEF

- **Erntemonate:** ganzjährig
- **Verwendbare Pflanzenteile:** Blätter, Blüten, Knospen, Samen, Wurzeln
- **Wichtige Inhaltsstoffe (A–Z):** Aucubin, Eisen, Flavonoide, Gerbstoffe, Glycoside, Kalium, Kieselsäure, Schleimstoffe, Vitamin A, Vitamin C, Vitamin K, Zink
- **Nützliche Eigenschaften (A–Z):** abschwellend, adstringierend, antibakteriell, antibiotisch, blutstillend, entzündungshemmend, gewebefestigend, hustenhemmend, krampflösend, reizmildernd, schmerzlindernd, wundheilend
- **Kann u. a. helfen bei (A–Z):** Asthma, Bronchitis, Hauterkrankungen, Hautverletzungen, (Reiz-)Husten, Insektenstichen, Lungenentzündungen, Lungenschwäche, Magenschleimhautentzündungen, Reizdarm, Sonnenbrand, (leichten) Verbrennungen, Wunden

Der Spitzwegerich, lat. *Plantago lanceolata*, wird auch Spießkraut, Lungenblatt, Heilwegerich, Straßenbraut, Wegetritt oder Wundwegerich genannt. Er ist das Mittel überhaupt bei Reizhusten und Bronchitis, das auch Kinder gut vertragen. Das enthaltene Aucubin wirkt außerdem antibakteriell und sogar antibiotisch, wenn der Spitzwegerich kalt verarbeitet wird. Diese Wirkung lässt sich äußerlich bei Insektenstichen und kleineren Wunden, aber auch bei Entzündungen im Hals- und Rachenraum nutzen.

Tipp: Der Breitwegerich und der Mittlere Wegerich können ähnlich wie der Spitzwegerich verwendet werden, auch wenn sie nicht ganz so viele heilende Inhaltsstoffe wie dieser enthalten.

ANBAUTIPPS

Der Spitzwegerich ist leicht wild zu finden, lässt sich jedoch auch anbauen, z. B. im Topf für Balkon oder Terrasse. Die Pflanze bevorzugt einen sonnigen bis halbschattigen Platz mit lockerem und nährstoffreichem, eher kalkarmem Boden.
Die Aussaat erfolgt am besten von Ende März bis Mitte April. Die Samen werden etwa 1 ½ cm tief in die Erde gesetzt. Wegen der starken Wurzelbildung haben die Pflanzen gern 25 cm Abstand zueinander.
Gesammelt werden die jungen Blätter vor der Blüte, wenn sie die meisten Wirkstoffe enthalten. Diese können für einen Vorrat luftig getrocknet werden (siehe S. 21). Blätter mit dunklen Stellen werden besser aussortiert, weil sie keine Wirkung mehr haben.

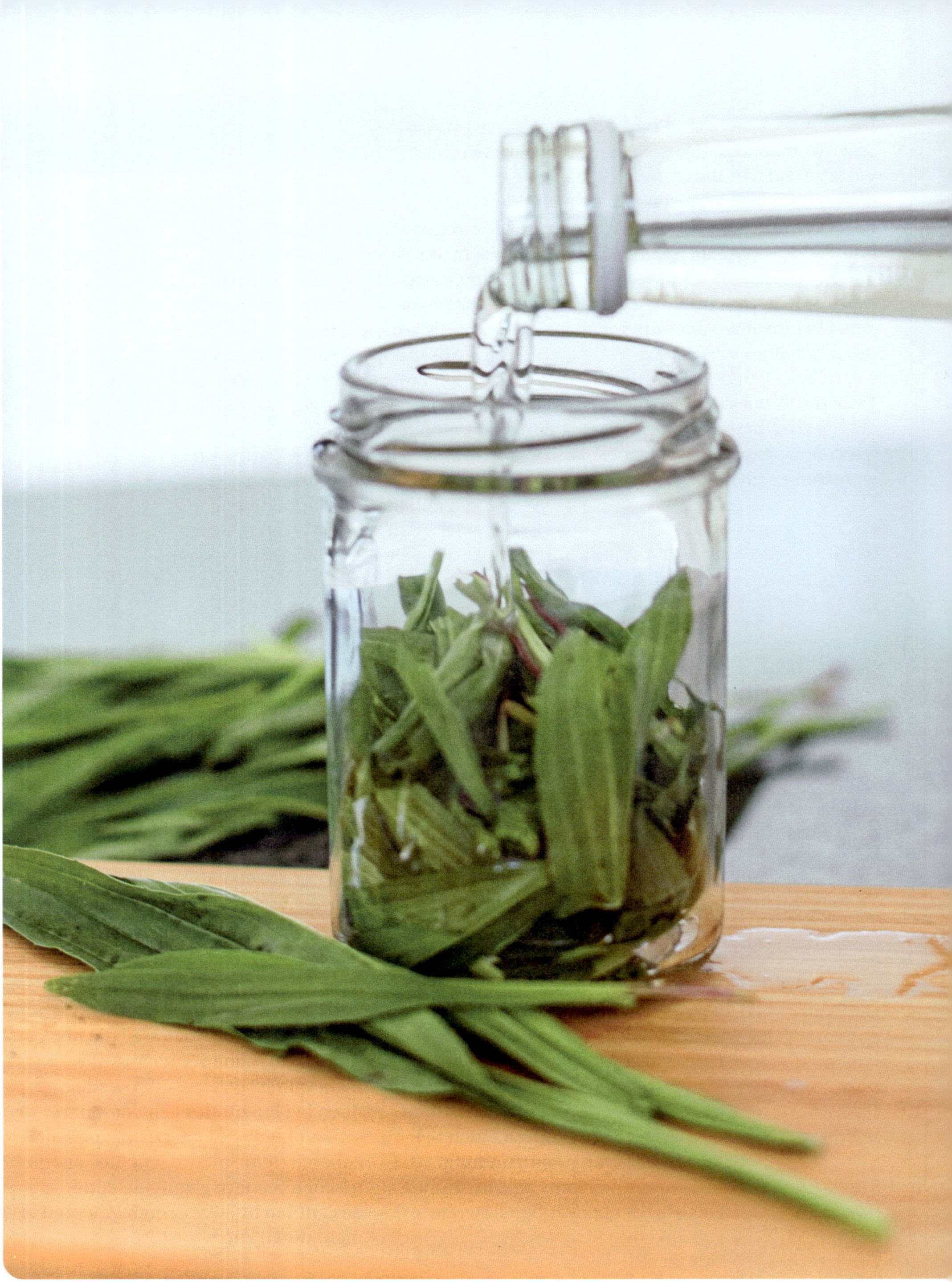

SPITZWEGERICHTINKTUR

Folge der Anleitung für einen alkoholischen Auszug auf Seite 27 mit diesen Zutaten:

- 1 Handvoll frische Spitzwegerichblätter, zerkleinert
- 100 ml Trinkalkohol mit mindestens 38 Vol.-%

Lass den Spitzwegerich für drei bis vier Wochen im Alkohol ausziehen.

Für unterwegs sind als Transportbehältnis ein kleiner Roll-on-Stift oder alternativ eine Tropfflasche mit der Tinktur praktisch. Damit lassen sich direkt nach Insektenstichen sehr einfach und schnell juckende Stellen oder auch kleine Verletzungen versorgen.

Die Tinktur kann auch bei Entzündungen im Mund- und Rachenraum helfen. Dazu 40–50 Tropfen Tinktur in ein halbes Glas Wasser geben und mehrmals am Tag damit gurgeln. Diese Mischung hilft auch bei Akne, Ekzemen und anderen entzündlichen Hauterkrankungen. Tauche einen sauberen kleinen Lappen aus Baumwoll- oder anderem Naturstoff hinein, presse ihn aus und gehe damit sanft über die betroffene Stelle. Bei einer Erkältung mit Husten nimm dreimal täglich 30–50 Tropfen Spitzwegerichtinktur mit Wasser verdünnt ein.

SPITZWEGERICHTEE

FÜR EINEN HEISSEN AUSZUG:

2 TL getrocknete oder 2 EL frische Blätter mit 150–200 ml siedendem Wasser übergießen und 10 min ziehen lassen (frische Blätter ca. 2 min, siehe S. 23).
Eine Teezubereitung mit heißem Wasser kann bei Husten, Lungenerkrankungen, Bronchitis und Asthma die Beschwerden lindern. Auch bei Magenschleimhautentzündung, Reizdarm und Harnwegsentzündungen wird der heiß zubereitete Tee getrunken.

FÜR EINEN KALTAUSZUG:

1 TL getrocknete oder 1 EL frische Spitzwegerichblätter in 200 ml kaltem Wasser ein bis zwei Stunden ziehen lassen und dann abseihen.
Bei Reizhusten wird besser ein Kaltauszug verwendet, weil die im Kraut enthaltenen Schleimstoffe nicht durch Hitze zerstört werden. Auch bei Entzündungen der Mundschleimhaut wird am besten mit kalt zubereitetem Spitzwegerichtee aus frischen Blättern gegurgelt, damit das antibakteriell wirkende Aucubin nicht durch Hitze zerstört wird.

SPITZWEGERICHSIRUP

Folge der Anleitung auf Seite 31 für einen Heilhonig mit diesen Zutaten:

- 500 g naturbelassener Honig in Bioqualität (am besten von einem Imker deines Vertrauens bzw. aus der Region)
- 30–40 junge Spitzwegerichblätter, zerkleinert

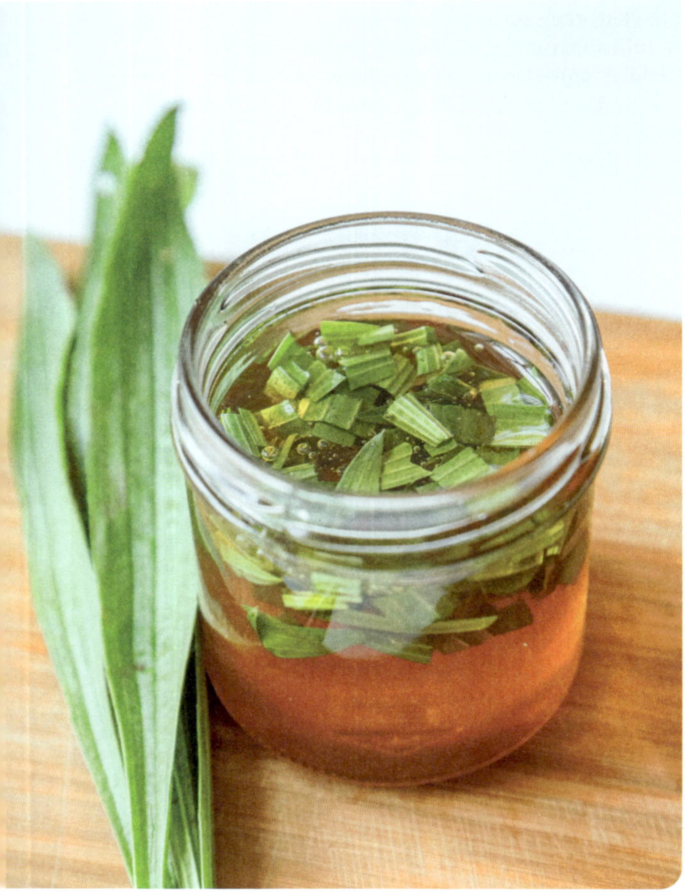

Lass das Spitzwegerichkraut etwa vier Wochen lang im Honig durchziehen.

Aufgrund seiner reizstillenden und entzündungshemmenden Eigenschaften sind Extrakte von Spitzwegerich traditionell in Hustensäften enthalten. In Kombination mit ebenfalls antibakteriell und entzündungshemmend wirkendem Honig ergibt sich ein ideales Hausmittel für die eigene Hausapotheke.
Wenn sich eine Erkältung mit Husten ankündigt, lass mehrmals täglich einen Teelöffel des Spitzwegerichsirups pur im Mund zergehen. Kinder nehmen entsprechend eine etwas geringere Dosis ein.

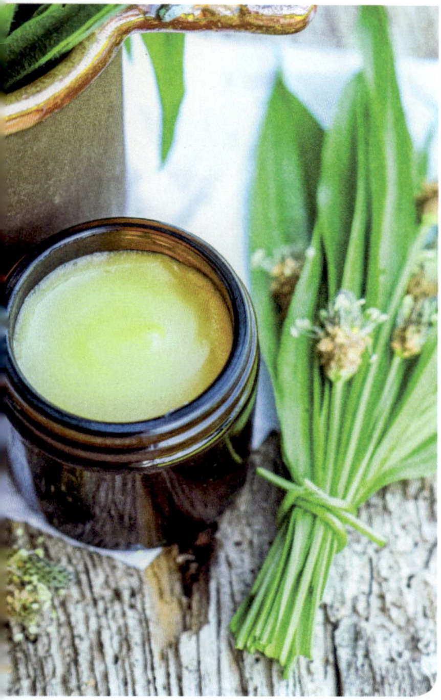

SPITZWEGERICHSALBE

Folge der Anleitung auf Seite 39 zur Herstellung einer Salbe mit diesen Zutaten:

- 50 ml Spitzwegerichöl (siehe S. 35; das Kraut 3 Wochen ziehen lassen)
- 6 g Bienenwachs, alternativ 3 g Carnaubawachs

Bei Insektenstichen die Salbe möglichst zeitnah und dann nach Bedarf mehrmals am Tag auftragen.
Bei Hautekzemen, z. B. durch Windeldermatitis und allergische Reaktionen, wird die Salbe dünn auf die betroffenen Stellen aufgetragen.
Bei Problemen mit den Bronchien die Brust und den oberen Rückenbereich mit der Salbe einreiben.

Tipp: Für eine besonders geschmeidige Salbe lässt sich ein Teil des Wachses auch mit der doppelten Menge an Lanolin (Wollwachs) ersetzen – z. B. 3 g Bienenwachs bzw. 1,5 g Carnaubawachs und 6 g Lanolin auf 50 ml Öl.

ERSTE HILFE UNTERWEGS MIT SPITZ- UND BREITWEGERICH

Eine wirksame Soforthilfe sind die Blätter des Spitz- oder Breitwegerichs bei Insektenstichen, besonders bei Wespenstichen. Die Blätter werden zerquetscht oder zerkaut und auf den Stich gelegt. So können der Juckreiz gemindert und eine starke Schwellung vermieden werden. Brennnesselstiche lassen sich genauso behandeln und selbst eine Erstversorgung kleiner Wunden ist auf diese Art möglich. Mit einem großen Blatt als Abdeckung und Grashalmen zum Verbinden lässt sich unterwegs ein Notpflaster improvisieren.
Vor allem die Blätter des Breitwegerichs helfen bei schmerzenden, wunden oder müden Füßen und bei brennenden Blasen. Dazu werden ganze Blätter auf die schmerzende Stelle gelegt und mit einer darübergezogenen Socke fixiert. Beim Laufen tritt der Saft aus und verbreitet seine wohltuende Wirkung.

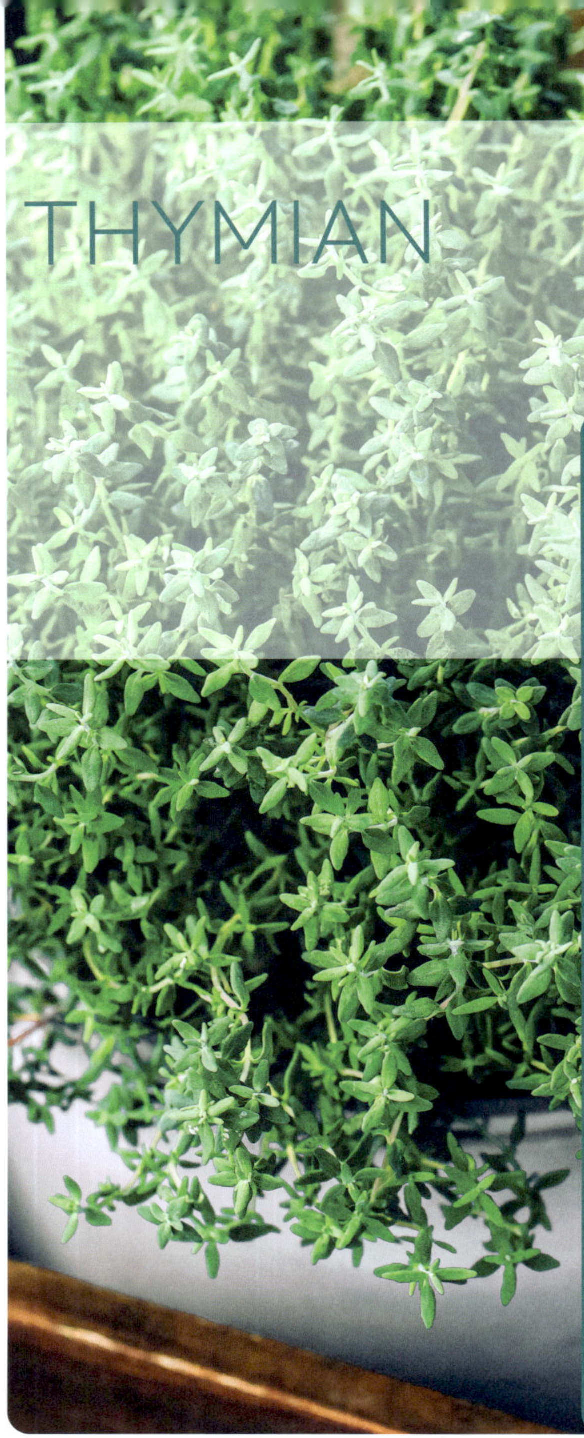

THYMIAN

STECKBRIEF

- **Erntezeit:** April–Oktober
- **Verwendbare Pflanzenteile:** Blätter, Stängel, Blüten
- **Wichtige Inhaltsstoffe (A–Z):** ätherische Öle (u. a. Thymol), Bitterstoffe, Cumarine, Flavonoide, Gerbstoffe, Harze, Kaffeesäure, Rosmarinsäure, Saponine
- **Nützliche Eigenschaften (A–Z):** antibakteriell, antimykotisch, antioxidativ, antiviral, auswurffördernd, atemwegserweiternd, entkrampfend, entzündungshemmend, schmerzlindernd, sekretlösend
- **Kann u. a. helfen bei (A–Z):** Appetitlosigkeit, Akne, Asthma, Blähungen, (krampfartiger) Bronchitis, Emphysemen, Entzündungen der Atemwege, Keuchhusten, (festsitzendem) Husten, Mandelentzündungen, Völlegefühl

Echter Thymian, lat. *Thymus vulgaris,* wird auch Chölm, Demut, Garten-Thymian, Immenkraut, Kunerle, Welscher Quendel oder Zimis genannt. Die angenehm würzig schmeckende Pflanze ist bekannt für ihre Heilkräfte gegen Erkältungskrankheiten. Aber auch bei Verdauungs- und Hautproblemen kann Thymian gute Dienste leisten.

Hinweis: Verwechselt werden kann der Echte Thymian mit anderen Thymianarten, die jedoch nicht die gleiche Fülle an gesunden Wirkstoffen enthalten.

Warnungen:

- Aufgrund der starken ätherischen Öle sollte Thymian aus dem Gesichtskreis von Kindern ferngehalten werden, da sonst Atemnot auftreten kann.
- Asthmatiker sollten Thymian nur mit ärztlichem Rat verwenden.
- Insbesondere während der Schwangerschaft sollte Thymian nur in geringen Mengen verwendet werden.

ANBAUTIPPS

Thymian liebt die Sonne und wächst am besten an einem hellen, geschützten Ort auf trockenem, kalkreichem Boden. Während längerer Trockenperioden sollte er hin und wieder gewässert werden. Thymian wächst auch im Topf; dafür wird die Erde am besten zur Hälfte mit Sand gemischt. Die Pflanze ist zwar winterhart, wird aber bei Temperaturen weit unter null Grad besser mit ein paar Tannenzweigen oder etwas Stroh abgedeckt.
Ausgesät werden die sehr kleinen Samen ab Februar oder März auf der Fensterbank oder im Gewächshaus. Da die Samen Lichtkeimer sind, werden sie nur fest auf die Erde gedrückt, aber nicht von ihr bedeckt. Nach 10–15 Tagen sprießen die kleinen Pflanzen, die nach dem letzten Frost im Mai im Abstand von 25 cm gepflanzt werden können.
Geerntet wird Thymian am besten kurz vor der Blütezeit, weil dann der Gehalt an ätherischen Ölen im Kraut am höchsten ist. Morgens oder vormittags, wenn die Blätter und Knospen trocken sind und die Sonne noch nicht zu viel Hitze produziert, ist die ideale Erntezeit. Anschließend kannst du den Thymian frisch verwenden, ihn an einem dunklen, trockenen Platz trocknen lassen (siehe S. 21) oder sogar einfrieren.

THYMIANTEE

1 TL getrocknetes oder 1 EL frisches Thymiankraut mit 150–200 ml kochendem Wasser übergießen und abgedeckt 5 min ziehen lassen (frisches Kraut ca. 2 min, siehe S. 23).
Für Kinder reicht ½ TL getrocknetes Kraut, für Babys eine Teelöffelspitze (etwa ein halbes Gramm).
Pro Tag können bis zu drei Tassen Tee getrunken werden.
Besonders bei festsitzendem Husten, Keuchhusten und Asthma vermag der Tee Entzündungen zu lindern und gegen krampfartige Verspannungen zu helfen. Das Kraut löst gleichzeitig festsitzendes Sekret in den Bronchien.
Thymiantee stärkt die Leber, beseitigt Blähungen sowie Sodbrennen und verscheucht den Kater nach zu reichlichem Alkoholgenuss.
Pickel und unreine Haut werden zur schnelleren Abheilung mit einem in Tee getränkten Wattepad oder Waschlappen betupft.

HUSTENSAFT MIT THYMIAN UND HONIG

Der Sirup aus dem folgenden Rezept ist ein traditionelles Mittel gegen Husten.

So werden ca. 350 ml Hustensaft hergestellt:

1. 50 g getrockneten Thymian zerkleinern, mit 200 ml Wasser kurz aufkochen und mindestens 30 min ziehen lassen.
2. Den Sud durch ein feines Sieb filtern, in einem sauberen Gefäß auffangen und auf ca. 35 °C abkühlen lassen.
3. 150 g Honig und den Saft einer Biozitrone gründlich unterrühren und den fertigen Hustensaft in keimfreie Flaschen (siehe S. 16) abfüllen.

Bei Halsschmerzen oder Husten über den Tag verteilt jeweils 1 TL Hustensaft einnehmen. Dieser Hustensaft ist für Kinder und Kleinkinder ab dem zweiten Lebensjahr geeignet.
Kühl und dunkel gelagert, ist der Hustensaft mehrere Wochen lang haltbar.

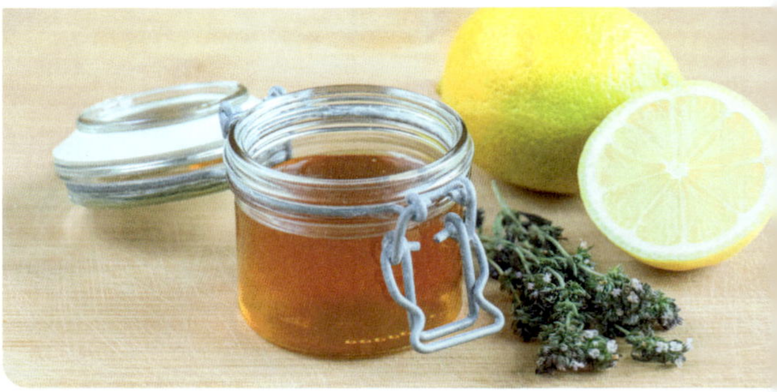

THYMIANTINKTUR

Folge der Anleitung für eine alkoholischen Tinktur auf S. 27 mit diesen Zutaten:

- 5–6 TL frischer, gehackter Thymian
- ca. 100 ml Alkohol mit mind. 40 Vol.-%

Lass das Kraut für vier bis sechs Wochen im Alkohol durchziehen.

Die Tinktur ist mindestens ein Jahr lang haltbar. Kühl und dunkel gelagert, bleiben die heilenden Wirkstoffe am längsten erhalten.
Bei Erkältungskrankheiten wird die Thymian-Tinktur unterstützend eingesetzt, um Entzündungen der Schleimhäute zu lindern und festsitzenden Husten zu lösen. Eingenommen werden dreimal täglich 20 bis 30 Tropfen, verdünnt mit Wasser oder Tee.
Bei Halsschmerzen und Entzündungen im Mundraum hilft die Tinktur als entzündungshemmendes Mundwasser. Gib dafür 1 EL Thymiantinktur in 100 ml Wasser und gurgle damit.
Äußerlich angewendet, hilft die Tinktur auch bei rheumatischen Gelenkschmerzen, Gicht, Entzündungen, Zerrungen und Prellungen. Reibe dafür die betroffenen Hautpartien mehrmals täglich mit einer kleinen Menge der Tinktur ein.
Bei Akne betupfe die betroffenen Hautstellen am besten mehrmals täglich vorsichtig mit einem Kosmetikpad, auf das ein wenig Tinktur geträufelt wurde.

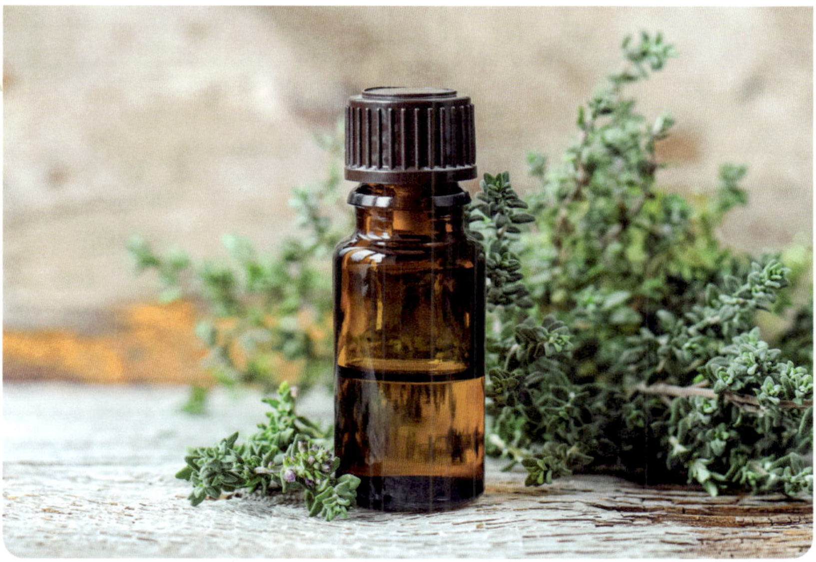

PFLEGENDES BADESALZ MIT THYMIAN

Benötigt werden:

- 500 g Totes-Meer-Badesalz
- 100 g frischer oder 50 g getrockneter, zerkleinerter Thymian
- 4 geh. EL Trockenmilchpulver oder fein gemahlene Haferflocken

Vermische Salz, Thymian und Milchpulver bzw. gemahlene Haferflocken miteinander und fülle die Mischung in ein fest verschließbares Gefäß. Bei der Verwendung frischer Kräuter bleibt der Behälter am besten noch eine Woche lang offen stehen, damit die Feuchtigkeit abziehen kann.
Für ein Vollbad werden 50–100 g der Mischung benötigt.
Das Trockenmilchpulver bzw. die gemahlenen Haferflocken sorgen zusammen mit den Mineralstoffen des Salzes für eine intensive Hautpflege. Der Thymian verströmt im heißen Wasserdampf seine ätherischen Öle, die den Atemwegen guttun. Er lässt sich auch mit Lavendel und Salbei kombinieren.

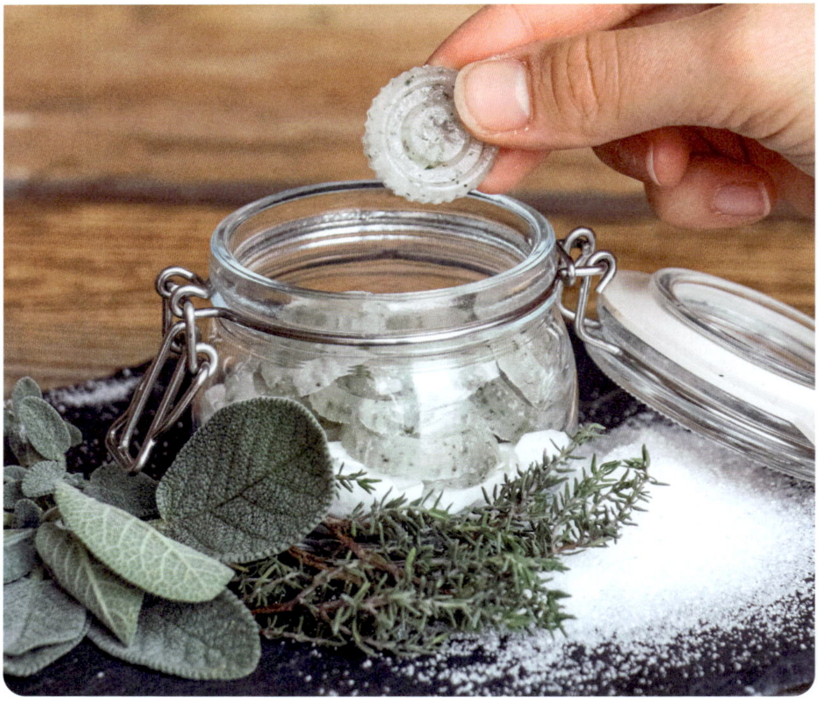

ZAHNFREUNDLICHE HUSTENBONBONS

Bei Schluckbeschwerden, Halskratzen und heiserer Stimme verschaffen Hustenbonbons schnell Linderung. In diesem Rezept wird statt des herkömmlichen Haushaltszuckers Xylit (Birkenzucker) verwendet. Denn Xylit schädigt im Gegensatz zu handelsüblichem Zucker die Zähne nicht. Im Gegenteil: Er hemmt sogar die kariesverursachenden Säuren im Mund.

Für die Herstellung eines kleinen Vorrats werden folgende Zutaten benötigt:

- 100 g Xylit (Birkenzucker)
- 2 EL frischer oder 1 EL getrockneter Thymian

So geht's:

1. Kräuter fein hacken oder mörsern.
2. Das Xylitol bei mittlerer Hitze erwärmen, bis es zu einer transparenten Flüssigkeit geschmolzen ist.
3. Den Topf vom Herd nehmen und die Kräuter einrühren.
4. Die Masse in Bonbongröße auf ein Backpapier oder eine Dauerbackmatte tropfen oder in eine Silikonform für Bonbons füllen und für ca. eine Stunde abkühlen lassen.
5. Sobald sie erkaltet sind, die Bonbons vom Papier bzw. aus der Form lösen und in ein geschlossenes Gefäß geben.

Diese zuckerfreien Bonbons kannst du mit gutem Gewissen auch mitten in der Nacht genießen. Ein weiterer Vorteil von Birkenzucker ist, dass die süßen Helferlein auch nach längerer Lagerung nicht verkleben.
Für die heilsamen Kräuterbonbons lassen sich auch folgende Kräuter oder Kombinationen daraus verwenden:

- Salbei (siehe S. 140) beugt Erkältungskrankheiten vor, stärkt und desinfiziert das Zahnfleisch, wirkt entzündungshemmend.
- Melisse (siehe S. 108) beruhigt allgemein und fördert einen heilsamen Schlaf, hilft gegen Kopfschmerzen, wirkt kräftigend.
- Holunderblüten (siehe S 70) stärken das Immunsystem, lindern Heiserkeit und trockenen Husten.
- Lavendel (siehe S. 96) wirkt desinfizierend, beruhigend und ausgleichend.
- Malve wirkt reizmildernd und entzündungshemmend bei Husten und Katarrhen der Atemwege.

WEISSDORN

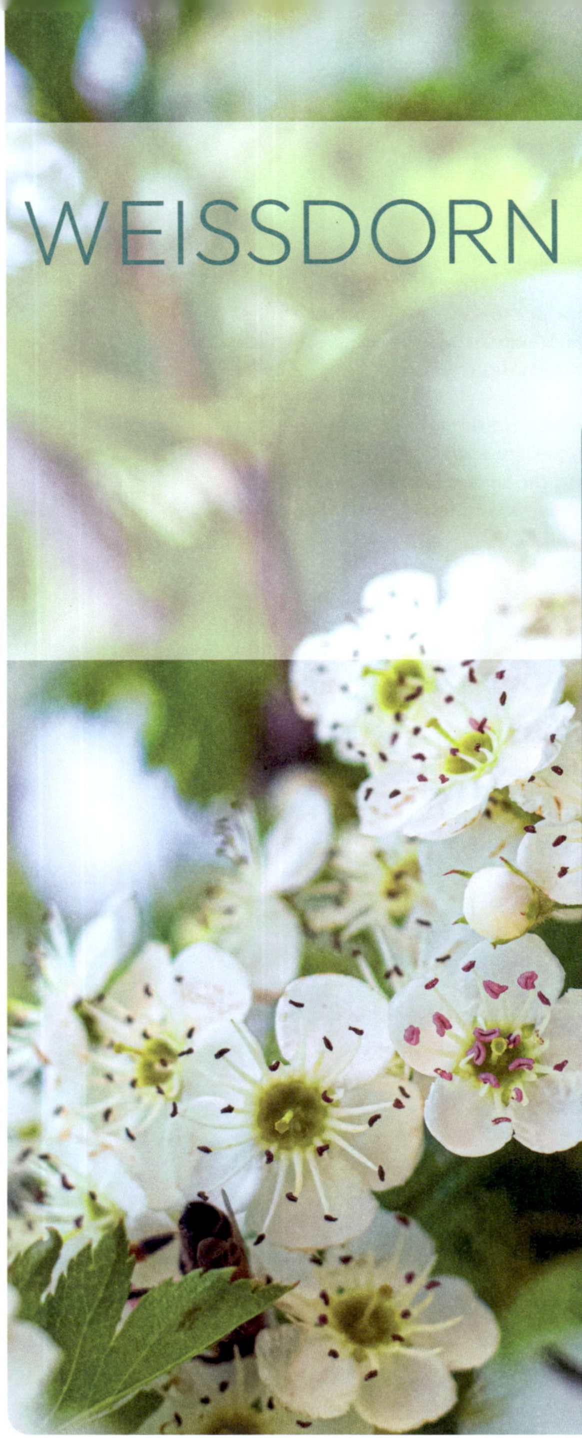

STECKBRIEF

- **Erntezeit:** März–Oktober
- **Verwendbare Pflanzenteile:** Blätter, Blüten, Früchte, Knospen, Samen
- **Wichtige Inhaltsstoffe (A–Z):** ätherische Öle, Bitterstoffe, Flavonoide, Gerbstoffe, Saponine, Vitamin B, Vitamin C
- **Nützliche Eigenschaften (A–Z):** beruhigend, blutdruckregulierend, entspannend, herzstärkend
- **Kann u. a. helfen bei (A–Z):** Angstzuständen, Arterienverkalkung, Herzbeschwerden, Herzrhythmusstörungen, Herzschwäche, hohem Blutdruck, Kopfschmerzen, Kreislaufschwäche, Nervosität, niedrigem Blutdruck, Schlafstörungen, Stress

Der Zweigriffelige Weißdorn, lat. *Crataegus laevigata*, wird auch Hagedorn, Hageapfel, Zaundorn, Knickdorn, Mehldorn, Mehlfässchen oder Mehlbeerbaum genannt. Weißdorn wirkt sich positiv auf die Herzfunktion, den Kreislauf und die Durchblutung aus und schützt den Herzmuskel. Insbesondere ältere Menschen können von dieser Wirkung profitieren. Da Weißdornpräparate allgemein blutdruckregulierend wirken können, werden sie sowohl bei zu hohem als auch bei zu niedrigem Blutdruck angewendet.
Weißdorn ist sehr verträglich; es gibt keine bekannten Nebenwirkungen. Bei Herz- und Blutdruckbeschwerden ist es dennoch immer empfehlenswert, vor unterstützenden Behandlungen ärztlichen Rat einzuholen.

Hinweis: Verwechselt werden kann der Zweigriffelige Weißdorn mit der ungiftigen Schlehe (Schwarzdorn) sowie mit dem Eingriffeligen und dem Großkelchigen Weißdorn und verschiedenen Kreuzungen, die ähnlich verwendet werden können.

Warnung: Wie bei allen Rosengewächsen enthalten die Kerne des Weißdorns Blausäure und sollten deshalb nicht roh gegessen werden.

ANBAUTIPPS

Weißdorn mag durchlässigen, nährstoffreichen, eher sandigen und kalkhaltigem (hoher pH-Wert) Boden an einem sonnigen Ort. Der frostharte Strauch ist sehr windfest, weshalb mehrere Pflanzen gerne als Windschutzhecke nebeneinandergepflanzt werden.
Für eine Vermehrung durch Stecklinge schneide mit einem scharfen Messer einjährige Triebe eines bereits vorhandenen Strauchs unterhalb eines Knotens oder Auges ab und setze sie zu zwei Dritteln in Gartenerde – am besten zunächst in Töpfe, die warm und feucht gehalten werden, damit die Stecklinge schnell Wurzeln ausbilden. Für eine Hecke setze die Stecklinge später im Abstand von 2–3 m in die Gartenerde.
Geerntet werden im Frühjahr die Blüten und auch die jungen Blätter bzw. Triebspitzen, wenn deren Wirkstoffkonzentration am höchsten ist. Beides wird für einen Vorrat am besten getrocknet (siehe S. 21). Der beste Zeitpunkt für die Ernte der Beeren ist ab September, wenn sie leuchtend rot, mehlig und leicht süßlich sind. Die Beeren lassen sich auch sehr gut trocknen.

WEISSDORNTEE AUS BLÜTEN UND BLÄTTERN ODER BEEREN

Ein herzstärkender Teeauszug lässt sich sowohl aus Blättern und Blüten als auch mit den Früchten des Strauchs zubereiten.

TEE AUS BLÜTEN UND BLÄTTERN

1. 1 EL frische oder 1 TL getrocknete Blüten und Blätter mit 250 ml kochendem Wasser übergießen.
2. Den Tee 5–10 min abgedeckt ziehen lassen (frische Blüten ca. 2 min, siehe S. 23), dann abseihen und das Kondenswasser der Abdeckung in den Tee laufen lassen.

BEERENTEE

1. 1 EL Beeren mit 250 ml lauwarmem Wasser aufgießen und 12 Stunden, am besten über Nacht, abgedeckt quellen lassen.
2. Die Beeren im Einweichwasser aufkochen und anschließend 5 min lang ziehen lassen.
3. Abseihen und am besten warm genießen.

Trinke bis zu drei Tassen Weißdorntee über den Tag verteilt. Bei einer kurweisen Anwendung wird der Tee für drei bis maximal acht Wochen täglich getrunken. Danach sollte eine zweiwöchige Pause eingelegt werden.

Der Tee kann helfen bei zu hohem und zu niedrigem Blutdruck, bei Herzstechen und leichten Herzrhythmusstörungen, bei Kreislaufstörungen sowie Druck- und Beklemmungsgefühlen in der Herzgegend.
Aber auch bei Kopfschmerzen, Migräne, Einschlafstörungen und Nervosität während der Wechseljahre sowie zur allgemeinen Verbesserung des Wohlbefindens wird Weißdorntee eingesetzt.

WEISSDORNTINKTUR

Wer keinen Tee mag, zieht Nutzen aus dieser Tinktur. Folge der Anleitung für eine Tinktur auf Seite 27 mit einer Handvoll frischer Weißdornblätter und -blüten und Trinkalkohol (70 Vol.-%) und lass die Pflanzenteile vier Wochen im Alkohol ausziehen. Von der Tinktur wird zwei- bis dreimal täglich ein Teelöffel eingenommen. Diese Herztropfen können kurmäßig oder in akuten Stressmomenten eingenommen werden.

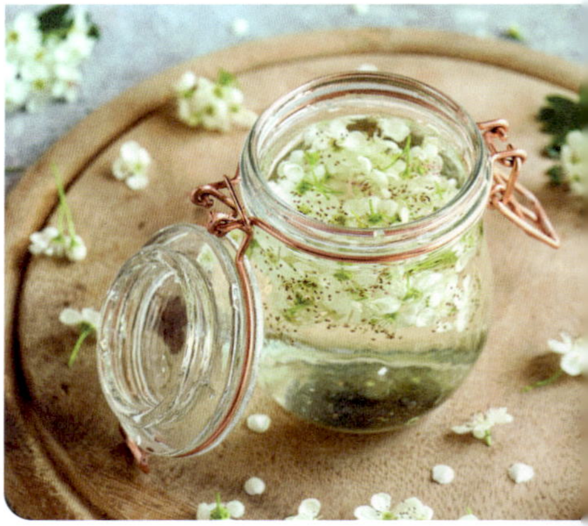

VITAMIN-C-GELEE AUS WEISSDORN, BERBERITZEN UND HOLUNDER

Die roten Weißdornfrüchte enthalten unter anderem sehr viel Vitamin C. Sie schmecken eher mehlig und haben nur einen süßlich-milden Eigengeschmack. Deshalb wird Weißdorn gerne mit aromatischen Früchten wie Holunder und Berberitze kombiniert, die nebenbei ebenfalls vergleichsweise viel Vitamin C enthalten – z. B. in einem Gelee, das im Winter helfen kann, fit zu bleiben und den Immunschutz zu stabilisieren.

Benötigt werden:

- 500 g Holunderbeeren
- 400 g Weißdornbeeren
- 100 g Berberitzen
- Geliermittel für 1 kg Obst, z. B. Agar-Agar oder Pektin
- 200 ml Agavendicksaft, alternativ ein anderes Süßungsmittel deiner Wahl
- Schraubgläser, keimfrei, siehe S. 16
- saubere Mullwindel o. Ä. zum Filtern

So funktioniert's:

1. Holunderbeeren mit 125 ml Wasser ca. 2 min aufkochen und durch eine Mullwindel auspressen.
2. Die ausgepressten Rückstände erneut mit 125 ml Wasser kurz aufkochen und wieder durch die Mullwindel pressen.
3. Weißdornbeeren und Berberitzen mit 350 ml Wasser 5 min aufkochen, die Beeren mit einem Löffel im Topf zerdrücken und den Brei ebenfalls durch die Mullwindel pressen.
4. Den gesamten Saft der Früchte mit Süßungsmittel und Geliermittel aufkochen.
5. Heiß in vorbereitete Gläser füllen und diese verschließen.

Nach dem Öffnen wird das Gelee am besten im Kühlschrank aufbewahrt und rasch verbraucht.

Tipp: Je länger die Beeren erhitzt werden, desto mehr Vitamin C zerfällt. Deshalb empfiehlt es sich, die angegebenen Zeiten fürs Aufkochen nicht zu überschreiten.

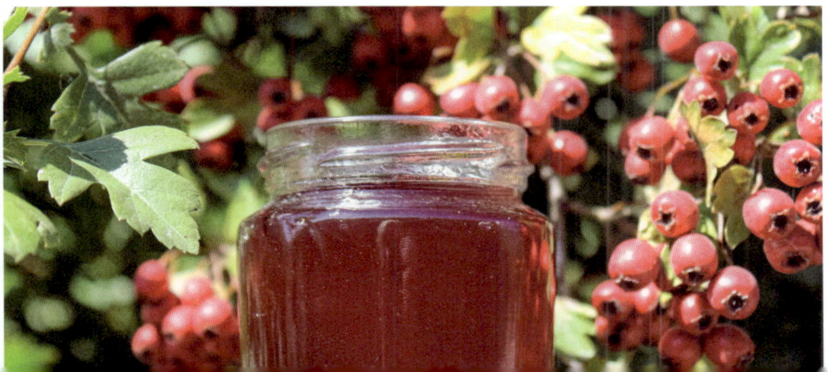

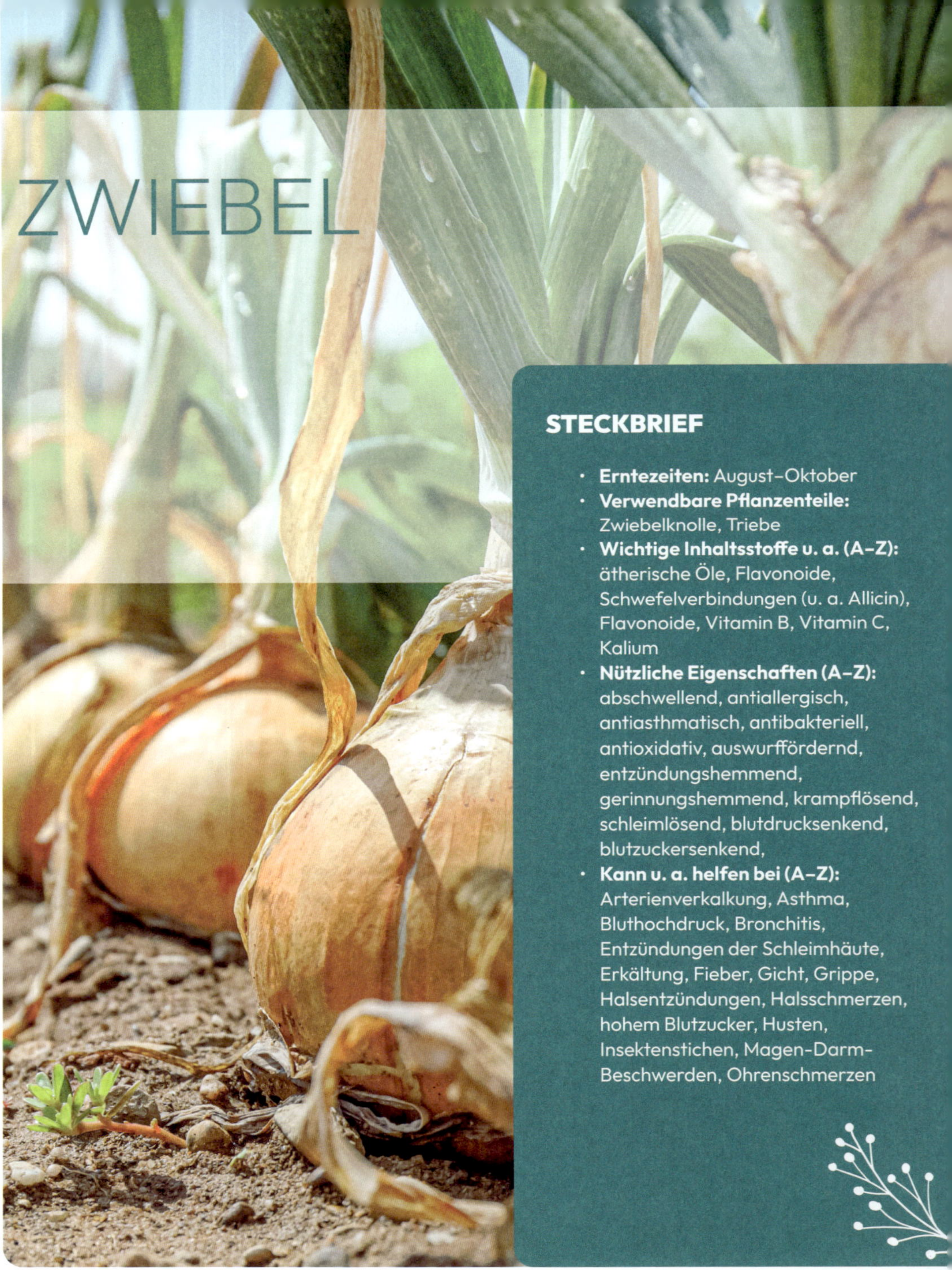

ZWIEBEL

STECKBRIEF

- **Erntezeiten:** August–Oktober
- **Verwendbare Pflanzenteile:** Zwiebelknolle, Triebe
- **Wichtige Inhaltsstoffe u. a. (A–Z):** ätherische Öle, Flavonoide, Schwefelverbindungen (u. a. Allicin), Flavonoide, Vitamin B, Vitamin C, Kalium
- **Nützliche Eigenschaften (A–Z):** abschwellend, antiallergisch, antiasthmatisch, antibakteriell, antioxidativ, auswurffördernd, entzündungshemmend, gerinnungshemmend, krampflösend, schleimlösend, blutdrucksenkend, blutzuckersenkend,
- **Kann u. a. helfen bei (A–Z):** Arterienverkalkung, Asthma, Bluthochdruck, Bronchitis, Entzündungen der Schleimhäute, Erkältung, Fieber, Gicht, Grippe, Halsentzündungen, Halsschmerzen, hohem Blutzucker, Husten, Insektenstichen, Magen-Darm-Beschwerden, Ohrenschmerzen

Die Zwiebel, lat. *Allium cepa*, wird auch Bolle, Gartenzwiebel, Gemüsezwiebel, Küchenzwiebel, Sommerzwiebel, Speisezwiebel, Zibel oder Zipolle genannt. Dass die Zwiebel nicht nur ein schmackhaftes Gemüse und Gewürz für die Küche ist, ist nicht unbedingt bekannt. Und doch wird sie wegen ihrer vielen gesunden Wirkstoffe traditionell gerne gegen Erkältungen eingesetzt. Darüber hinaus kann sie den Bluthochdruck und hohe Blutzuckerwerte senken. Wer öfter – am besten rohe – Zwiebeln isst, tut dem eigenen Körper also schon viel Gutes. Aus der Zwiebel lassen sich mit wenig Aufwand aber auch heilende Mittel für die äußerliche Anwendung herstellen.

Warnung: Die Zwiebel ist giftig für Hunde und Katzen.

ANBAUTIPPS

Am besten wachsen Zwiebeln an warmen, sonnigen Standorten mit lockerem, humusreichem Boden. Die genügsamen Pflanzen kommen mit einer Kompostgabe im Frühjahr aus und benötigen nur wenig Wasser.
Für den Anbau von Zwiebeln im Garten oder auf dem Balkon sind sowohl Samen als auch Steckzwiebeln geeignet; beides lässt sich über den Handel beziehen.
Für den Anbau werden die Samen gegen Ende März etwa 2 cm tief in die Erde gesteckt. Die Samen sind wenig temperaturempfindlich und beginnen schon bei Temperaturen über 5 °C zu keimen. Wenn die Pflänzchen etwa 10 cm groß sind, können sie vereinzelt und in einem Abstand von 10–20 cm eingepflanzt werden. Steckzwiebeln werden am besten erst nach dem letzten Frost im Mai in die Erde gesetzt. Sie sind schon ab Juni erntereif, haben jedoch eine kürzere Lagerzeit als Zwiebeln, die aus Samen gezogen wurden. Geerntet werden Zwiebeln am besten, wenn das oberirdische Grün beginnt, gelb zu werden und umzuknicken.

ZWIEBELSÄCKCHEN GEGEN OHRENSCHMERZEN

Gegen Ohrenschmerzen kann ein Zwiebelsäckchen helfen, das sich besonders schnell und einfach herstellen lässt. Es ist auch für Kinder geeignet. Die in der Zwiebel enthaltenen Schwefelverbindungen wirken antibakteriell, entzündungshemmend und schleimlösend, sodass die Beschwerden im Ohr schnell abklingen.

Benötigt werden:

- 1 Zwiebel
- Stofftaschentuch oder entsprechend großes Stück Baumwoll- bzw. anderer Naturstoff
- Schnur oder Gummiband
- Mütze oder Stirnband

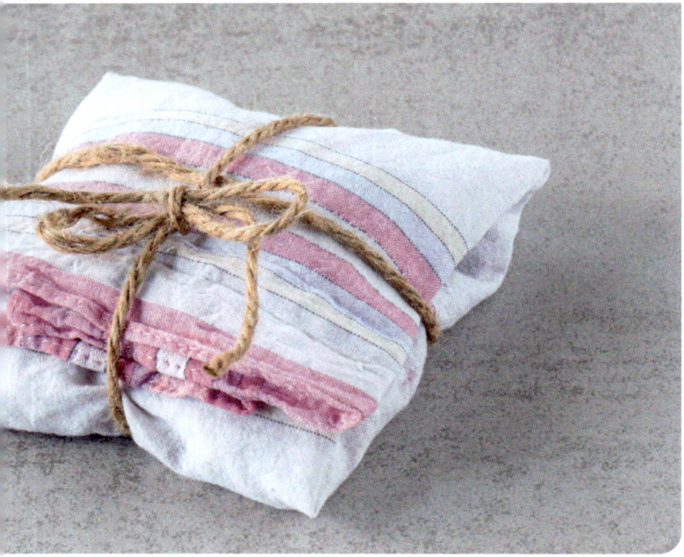

So geht's:

1. Zwiebel würfeln, in ein Taschentuch zu einem Päckchen einschlagen und dieses mit einem Stück Schnur oder einem Gummiband verschnüren, damit nichts herausfällt.
2. Das Päckchen mit einem Nudelholz walzen oder mit den Händen kneten, bis etwas Zwiebelsaft austritt.
3. Das platt gedrückte Zwiebelsäckchen auf das betroffene Ohr legen und mit einer Mütze oder einem Stirnband in seiner Position fixieren. Für kleine Kinder ist eine Mütze mit Ohrenklappen praktisch, die sich am besten unter dem Kinn zubinden lässt.

Damit das Zwiebelsäckchen optimal wirken kann, empfiehlt es sich, in Seitenlage mit dem betroffenen Ohr nach unten zu liegen und die heilsamen Zwiebeldämpfe mehrere Stunden einwirken zu lassen – z. B. über Nacht.

Hinweis: Bei anhaltenden und starken Schmerzen empfiehlt es sich unbedingt, ärztlichen Rat einzuholen.

ZWIEBELSIRUP GEGEN HUSTEN

Dieses Grundrezept ergibt einen heilsamen Sirup für gereizte Schleimhäute, der das Abhusten erleichtert.

Benötigt werden:

- 1 mittelgroße Zwiebel (ca. 80 g)
- 80–120 g Zucker (Kandis oder brauner Zucker), alternativ 2–3 EL Honig

So geht's:

1. Zwiebel in sehr feine Würfel schneiden, damit sich viel Saft bilden kann.
2. Die Würfel in einem sauberen Gefäß mit Zucker oder Honig mischen und den Ansatz abgedeckt 12 Stunden (am besten über Nacht) durchziehen lassen. Die Variante mit Zucker ist fertig, wenn sich der Zucker vollständig aufgelöst hat.
3. Den fertigen Zwiebelsaft durch ein feines Sieb filtern und in ein geeignetes keimfreies Gefäß (zum Beispiel eine alte Flasche) abfüllen.

Nach Bedarf bis zu dreimal täglich 1 TL Sirup einnehmen.
Der Zwiebelsirup mit Honig ist gekühlt ein paar Tage haltbar, die Variante mit Zucker hält sich im Kühlschrank mehrere Wochen.

Tipp: Mit passenden Heilkräutern lässt sich die hustenlindernde Wirkung des Sirups bei Bedarf noch verstärken. Dazu werden 1–2 TL Kräuter mit in den Ansatz gemischt. Damit möglichst viele Wirkstoffe in den Zwiebelsirup übergehen, lass den Ansatz etwa für zwei Wochen bei Zimmertemperatur ziehen und filtere ihn dann.

Mische bis zu vier Kräuter in den Sirup, z. B. Thymian (siehe S. 158), Spitzwegerich (siehe S. 152), Huflattich, junge Fichtenwipfel oder Tannenspitzen, Schlüsselblumenblüten, Königskerzenblüten (siehe S. 92), Eibischblüten, Süßholzwurzel, Eibischwurzel oder Ingwer.

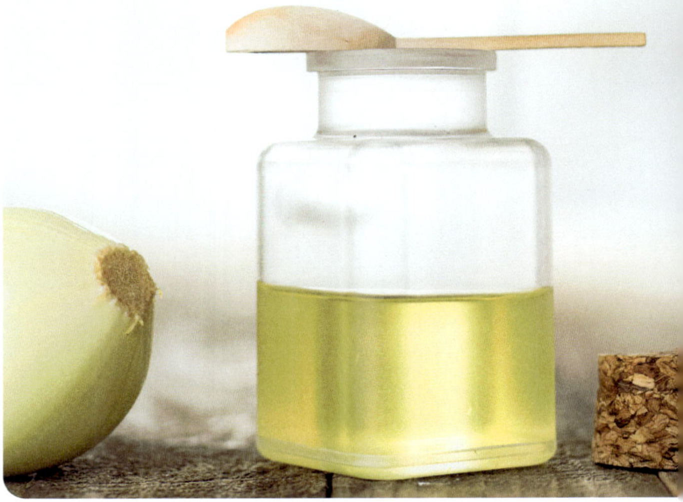

LITERATUR

Internet (Auswahl)
smarticular.net
kostbarenatur.net
kraeuter-buch.de
heilkraeuter.de
frauen-heilkraeuter.de
exkotours.de

Bücher
Ursel Bühring: Lehrbuch Heilpflanzenkunde - Grundlagen - Anwendung - Therapie
5. Auflage Haug, Stuttgart 2020

Shealy et al.: Die große Enzyklopädie der Heilkunde
Könemann, Köln 1999

Gesünder leben, natürlich heilen. Bewährte Methoden, Rezepte, Hausmittel
Das Beste, Stuttgart 1985

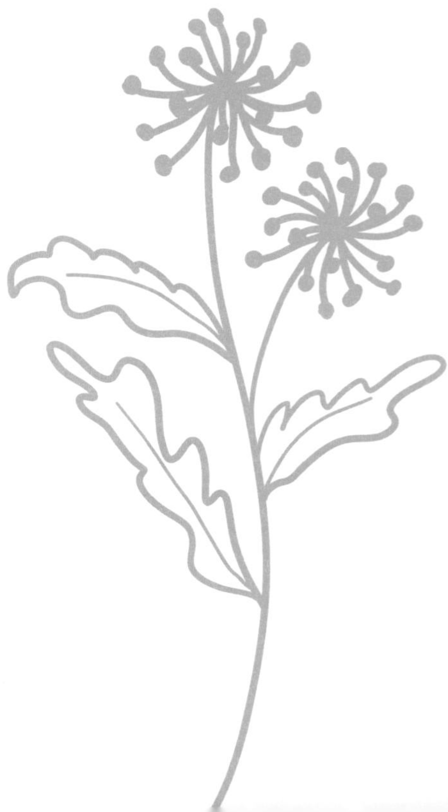

STICHWORTVERZEICHNIS

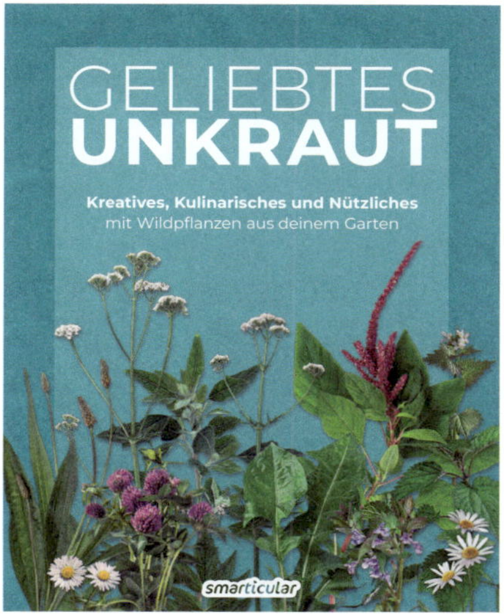

Geliebtes Unkraut
ISBN: 978-3-910801-10-3

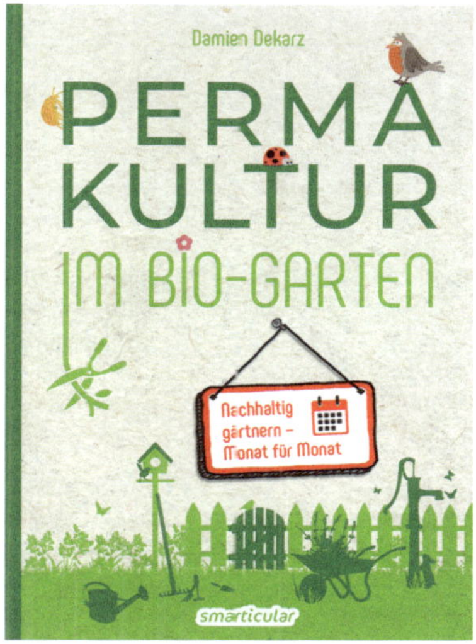

Permakultur im Bio-Garten
ISBN: 978-3-946658-70-2

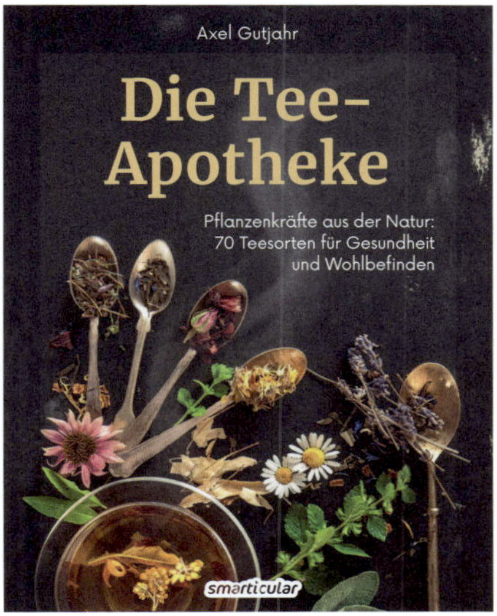

Die Tee-Apotheke
ISBN: 978-3-910801-14-1

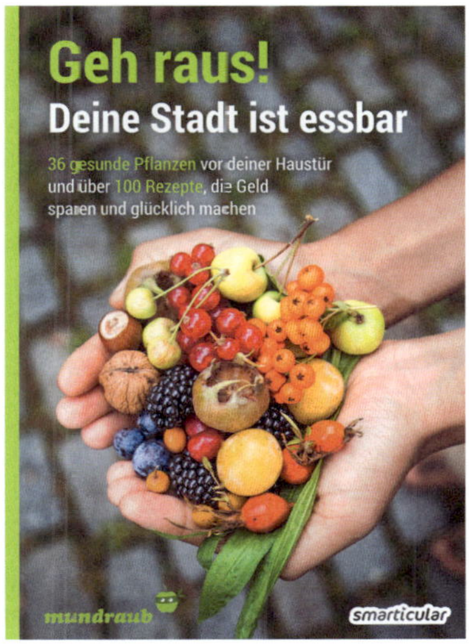

Geh raus! Deine Stadt ist essbar
ISBN: 978-3-946658-06-1

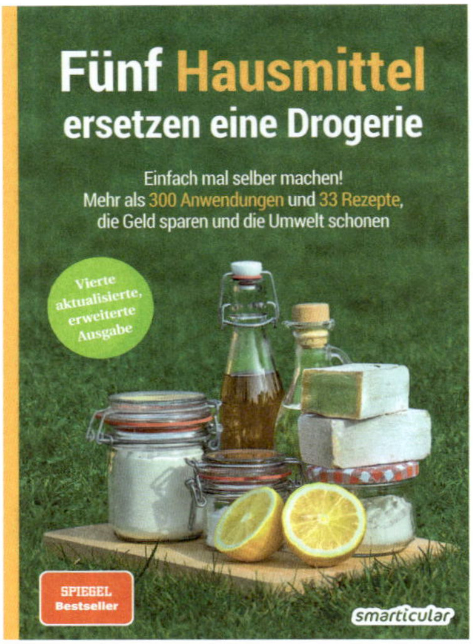

Fünf Hausmittel ersetzen eine Drogerie
ISBN: 978-3-946658-00-9

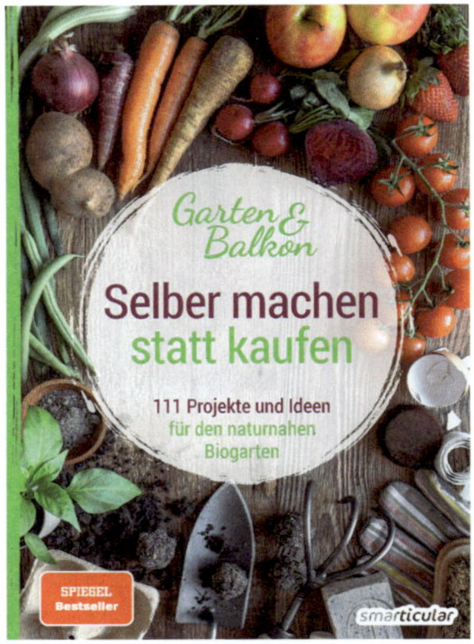

Selber machen statt kaufen – Garten und Balkon
ISBN: 978-3-946658-30-6

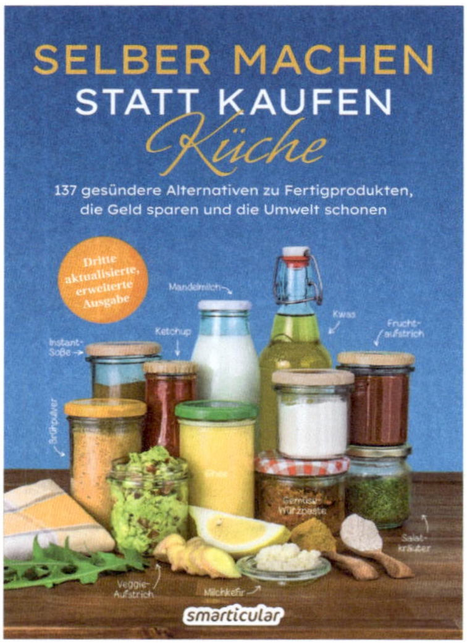

Selber machen statt kaufen – Küche
ISBN: 978-3-946658-03-0

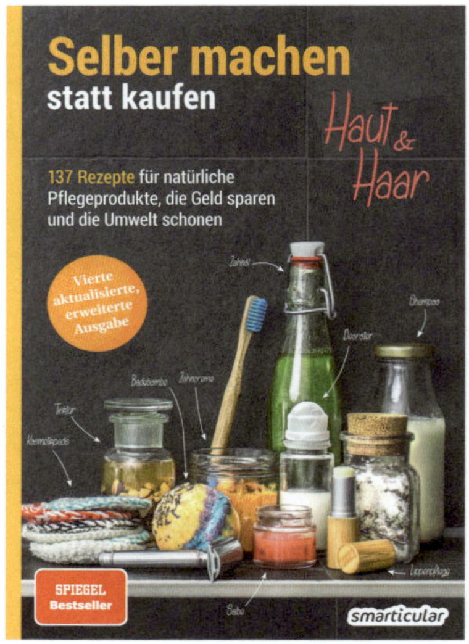

Selber machen statt kaufen – Haut und Haar
ISBN: 978-3-946658-09-2